Soy médico

Identidad personal en la práctica médica

Cupón para la Biblioteca Virtual

Accede a la versión eBook de este título por solo **1,99 €**. Con la compra de este libro puedes utilizar el siguiente cupón para la lectura en *streaming** desde la Biblioteca Virtual. **Sigue estas instrucciones** para visualizar tu libro:

1. Dirígete a la web de la Biblioteca Virtual **https://ebooks.eunsa.es/library.**

2. En la web ve a **Iniciar sesión** e introduce tu email y contraseña. Si no estás registrado, deberás completar el proceso en **Registrarse.**

3. Tras registrarte, accede a la página del libro o lee el QR de esta página. Bajo el precio podrás **insertar el código oculto en el siguiente cupón** para activar la promoción.

Despegue para visualizar

Acceso directo al eBook

Canjéalo en ebooks.eunsa.es

*Con acceso a internet desde cualquier navegador.

Primera edición: 2024

© 2024.
Ediciones Universidad de Navarra, S.A. (EUNSA)
Campus Universitario · Universidad de Navarra · 31009 Pamplona · España
+34 948 25 68 50 · www.eunsa.es · eunsa@eunsa.es

ISBN: 978-84-313-3962-3
D. L. NA 1420-2024

Diseño de portada y editorial: Jokin Pagola
Printed in Spain – Impreso en España

Imprime: Podiprint

Soy médico
Identidad personal en la práctica médica

Juan A. Díaz González

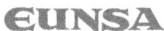

Índice

Prólogo

Las ideas no son meramente ideas, ya que una sola puede iniciar una revolución. Nuestra visión del otro es una de esas ideas poderosas que da forma al mundo. Pienso que este es precisamente el punto de partida del encuentro "cara a cara" entre médico y paciente, que acaba siendo un verdadero estilo de vida. ¿No son acaso revolucionarias las palabras que lo definen: compromiso, compasión, cuidados y confianza? Aquí encontrará el lector una ambiciosa hoja de ruta hacia el puerto de la identidad.

Estar en sintonía con la profesión se logra desde dentro. El doctor Díaz nos muestra que una visión positiva de la naturaleza humana no sólo es posible, sino realista y necesaria para llegar a ser el mejor nosotros mismos siendo médicos.

La manera que cada uno tenemos de hacer medicina, porque así la hemos aprendido de quienes nos han formado, es única, como la propia huella dactilar. Está tejida a nuestra personalidad y deja su impronta a nuestro alrededor. A lo largo del texto se destapan los secretos del espíritu universitario, del trabajo en equipo, de las habilidades no técnicas, del liderazgo social y del crecimiento personal, que esconde este oficio tan especial que vale la pena descubrir.

El encuentro cotidiano con la enfermedad, en las personas que tratamos, nos permite adaptar nuestra práctica médica a la altura necesaria, que siempre suele pedirnos "un poco más". La realidad del ser humano frágil y vulnerable, confiado a nuestra ciencia y conocimiento, es un despertar constante a ser el mejor médico posible. No obstante, puede suceder que muchas veces nos veamos perdidos en la vorágine de alta velocidad de nuestros hospitales tecnificados y eficientes, y que se pierdan entre pasillos, taquillas, ascensores, camillas, pantallas y cambios de turno las cualidades que necesitamos para dar una atención médica excelente.

El autor, en este libro que vale por muchos, nos da las claves para recrearnos y amar lo que tenemos entre manos, sabiendo encontrar, en lo ya conocido, aspectos nuevos e inagotables. Con un estilo pedagógico, moderno y fresco abre una ventana a la esencia de nuestra identidad más auténtica. Digamos que tenemos delante de los ojos una caja de herramientas básicas para alcanzar el pleno desarrollo de la capacidad de ser médico. Nos señala con profundidad y enorme practicidad las cualidades, las razones y los modos de actuar, de aprender, de buscar por uno mismo y de prescindir de lo menos verdadero, para la vida cotidiana del médico.

Con emoción y gratitud he acogido las páginas de esta obra, académica y cercana, que me han hecho pararme a pensar desde el título. Sin duda, requiere no bajas dosis de sabiduría, y largos ratos de estudio y reflexión, para ofrecernos un manual que te quieres llevar en el bolsillo de la bata. Y lo hace a una profesión no tan entusiasmada en los últimos tiempos, por desgaste y por desconsideración, y a unos estudiantes quizá algo más pragmáticos de lo deseable, por la crisis que aquejan los fines de la medicina en los que hemos de enseñarla.

Este libro es una terapia integral imprescindible para sanar las heridas, que la erosión de las corrientes deshumanas biopolíticas haya podido dejar en muchos de nosotros.

Los médicos somos agentes sociales, hoy más que nunca, pero somos también receptores de la cultura del momento, que impacta en nuestra "huella dactilar".

Cuando Juan me invitó a leer los primeros capítulos de este maravilloso libro de medicina, pensé: ¡qué acertado y qué oportuno! Me hizo recordar el discurso del maestro Marañón, "Memoria y Esperanza". Ya veréis qué reconfortante es constatar que sigue habiendo profesores en nuestras facultades capaces de traer al tiempo presente lo más valioso, actualizando la tradición y recuperando la ilusión de ser un médico "fetén".

Nada da una idea más clara del genio creador como su sentido de continuidad.

El texto que prosigue es una invitación ineludible a revisar la intuición que nos impulsó a ser médicos y a orientar nuestra personalidad para lograrlo. Es una obra de arte que se dibuja en cada encuentro, en cada esfuerzo, continuamente.

Dra. Luisa González
Doctora en Medicina
Especialista en Anestesia y Cuidados Críticos
Presidenta de la Fundación del Colegio de Médicos de Madrid

Por qué este libro

Hay un fenómeno curioso que no deja de llamarme la atención. Se produce casi siempre que te presentan por primera vez a una persona, te pregunta a qué te dedicas y le contestas que eres médico. Si uno se fija, se genera un ambiente especial, una reacción de cierta complicidad, una conexión que no se produce en otros primeros encuentros. Me parece que la razón de esa especial sintonía es la experiencia cercana que todo el mundo tiene de la enfermedad, pasada o presente; y se asume, de una manera inconsciente, que un médico es alguien que entiende eso que vives o que has vivido, hay algo que nos conecta casi de manera natural. Además, hay un segundo momento en el que algunos afirman que "esa profesión es muy vocacional". Otros añaden, "es un trabajo precioso, pero yo no podría..." ¿Qué quiere decir esto? ¿Por qué una profesión ajena a una persona provoca preguntas y comentarios que reflejan que ese modo de vida les interpela? Me atrevo a aventurar que ese tipo de reacciones pone de manifiesto que la profesión médica va más allá de una cualificación técnica, hace referencia a algo de la persona, que lo tienes o no lo tienes. Y que, si lo tienes, es parte de tu vida, no algo que puedas separar fácilmente de quién eres. Vamos a fijarnos ahora en nosotros mismos. Tenemos una profesión que hemos elegido porque era algo que llevábamos dentro. Hay mucha gente que elige la carrera que estudia, pero pienso que en el caso de la medicina hay una fuerza especial, no elegimos la carrera, elegimos la profesión. Y si se me permite, me atrevo a más: de alguna manera, la profesión nos elige a nosotros. Eso es una vocación, algo a lo que te sientes llamado. Esto no ocurre en todos los trabajos: se te pueden dar bien y te acaban gustando, pero eso viene después. En la medicina es como si viniera antes, aunque lógicamente luego te vas haciendo (y de eso va este libro). Si llevamos este razonamiento hasta el final, tendríamos que admitir que los médicos estamos en la situación ideal de nuestra ocupación en la vida, dedicarte a lo que te sientes llamado. Eso debería hacernos felices. Felicidad es una palabra fuerte y decir que te haces feliz con tu trabajo es una afirmación atrevida. Pero es que la felicidad tiene mucho que ver con servir para lo que haces y crecer con ello, con tener un propósito en la vida, con ayudar a otros a serlo. Y eso es lo que pasa –o puede pasar– en la profesión médica: vocación (capacidad e impulso), sentido (que hace crecer y motiva), ayuda (hacer partícipes de lo nuestro). Pero este brillo, que se refleja implícito en los ojos de cualquier estudiante de medicina, no siempre está presente en los hospitales, en las consultas, en los quirófanos. ¿Por qué ocurre esto?, ¿por qué los médicos no siempre somos las personas más felices del mundo? Podríamos serlo… sobre el papel, deberíamos serlo.

Este contraste se asienta en una realidad contundente: los médicos somos personas a las que su profesión marca de un modo especial, estemos donde estemos somos médicos. En la antigua Grecia los actores de teatro representaban su personaje con una máscara. Ser médico es representar un papel sin máscara: la persona y el personaje son el mismo. Ser médico es algo un poco especial: no algo mejor ni algo peor, pero sí un poco distinto. Quizás la clave está en el verbo: *ser* médico. En el ejercicio de la medicina la dimensión personal y la profesional están fuertemente implicadas. La buena práctica médica exige un alto nivel de conocimientos, habilidades y experiencia clínica; y, al mismo tiempo, requiere el desarrollo de actitudes y hábitos personales. Esta afirmación no solo surge de una reflexión teórica de lo que es ser médico, sino que es una experiencia vivida. La influencia de la profesión en la esfera personal es algo a lo que ya se enfrentan los estudiantes en sus prácticas clínicas, es uno de los factores más impactantes entre los médicos residentes y condiciona en gran medida la satisfacción profesional de los médicos más veteranos.

En la profesión médica hay una especial relación entre lo personal y lo profesional por dos motivos: porque la medicina se ejerce en una relación muy especial con el paciente, marcada por la confianza y el compromiso, y porque para *hacer* buena medicina hay que *ser* un buen médico. Por eso, en la profesión médica van de la mano el crecimiento personal y el desarrollo profesional: nuestra manera de ser está muy presente en nuestra manera de trabajar y, viceversa, el ejercicio de nuestra profesión tiene un fuerte eco en nuestra esfera personal. Y lo interesante es que las dos cosas pueden desplegarse y crecer, y eso favorece una vida más plena y una mejor práctica clínica.

Esta es una idea realmente atractiva, pero en la práctica, puede dar la impresión de que la profesión médica te absorbe por completo. Quien aspira a ser buen médico puede encontrarse con la tesitura de tener que elegir entre el progreso profesional y el desarrollo personal o, al menos, hacer verdaderos malabarismos para equilibrar la balanza. Y, en parte es así, porque la medicina se puede asemejar a una gran ola: te puede arrastrar, pero también, si sabes cogerla, puede ser el elemento que permita desplazarte por el océano de una profesión llena de vida.

Este libro habla de ser médico y de ser persona, no como dos actividades que compiten y, como mucho, se toleran, sino como las dos alas de un ave de altos vuelos. En estas páginas me gustaría hacer una reflexión sobre los valores centrales de la medicina y su relación con los elementos más importantes que favorecen una personalidad rica y madura: qué es lo esencial de nuestra profesión y cómo eso nos puede hacer mejores, cómo eso nos puede hacer felices. Quisiera ofrecer una visión de la profesión médica en la que se subraya la especial relación de amistad que puede existir entre la esfera personal y la profesional. A partir de ahí, intento exponer una visión de la identidad médica, que la entiendo como el itinerario personal en el que se va conformando la vocación médica, que conjuga nuestras cualidades personales con las más específicas del ejercicio de nuestra profesión.

La identidad se configura en la relación con otros y la identidad médica va tomando forma en un ecosistema rico y variado, siempre con otros. Por eso, en mi opinión, la docencia en medicina no es enseñar medicina, sino enseñar a ser médico. Ayudar a los estudiantes, a los médicos jóvenes y a los más veteranos a configurar su identidad médica, donde cada uno es protagonista. Así, en medicina nunca dejamos de aprender y, como aprendemos de otros y aprendemos con otros, nunca dejamos de enseñar. Uno de los objetivos del libro es ofrecer un marco de referencia para la docencia –en grado y en posgrado– entendida desde esta perspectiva, pero también quiere ayudar a descubrir a cualquier médico la riqueza humana de nuestra profesión. Por su vocación originaria, el enfoque del texto, una vez definido el marco conceptual, tiene un carácter más práctico. Ofrece ideas, experiencias y sugerencias para quienes quieran fortalecer y enriquecer su identidad médica, fomentar el desarrollo armónico del trabajo profesional y la vida personal, el crecimiento de la propia personalidad en consonancia con el modo de atender a los pacientes. Me encantaría que estas páginas ayuden a pensar: sobre nosotros mismos, cómo somos y cómo nos gustaría llegar a ser; pensar sobre nuestra profesión que es –al menos, en algún momento ha sido– la pasión de nuestra vida. Y así, pensando sobre nosotros y sobre lo que hacemos, descubrir cómo disfrutar más con ser médicos y ser nosotros mismos.

Este libro quiere poner palabras a la intuición que inspiró una experiencia docente. Comenzó con la inquietud de unos especialistas del área de la oncología que dábamos vueltas a qué era lo más determinante de nuestra profesión. Decidimos poner en marcha una iniciativa docente para pensar con los estudiantes de medicina qué aspectos de la profesión afectan más personalmente a los médicos y empezar a trabajar con ellos ya durante los años de carrera. Ese fue el origen del *Proyecto de Identidad Médica* de la Facultad de Medicina de la Universidad de Navarra, que he tenido el privilegio de diseñar y coordinar con la doctora Leire Arbea durante más de una década. Pasado el tiempo, hemos tenido la dicha de ver cómo los estudiantes valoran este proyecto. Agradecen la oportunidad de pensar sobre lo que de verdad importa en medicina, que en la mayor parte de los casos es lo que les ha llevado a estudiar esta carrera. Han pasado los años y ese buen sabor reaparece en la residencia, cuando viven en primera persona lo que en su día reflexionaban cómo vivían otros. También hemos visto ese efecto en los médicos que les han acompañado en ese itinerario, en los que se encienden luces que parecían ya apagadas. Rondaba en nuestra cabeza la posibilidad de escribir un texto académico en el que ordenar ideas, fundamentar lo que hacíamos y transmitir experiencias para quien se animara a poner en marcha iniciativas similares en otras facultades o en educación médica de postgrado. Ese texto académico queda aún pendiente de escribir, pero de aquella intuición original han tomado forma estas páginas, con un propósito menos ambicioso, pero que quiere ser inspirador o, al menos, quiere ofrecer una visión amable de una profesión que es una forma de vida.

A lo largo de los capítulos me gustaría responder a tres preguntas: ¿qué es ser un buen médico?, ¿cómo se aprende a serlo?, ¿cómo puede enseñarse? Estos interrogantes estructuran el texto en tres partes.

En la primera, intento describir de manera algo más sistemática lo que considero que es el fundamento en el que se apoya la identidad médica. Pretendo asomarme a lo que ocurre en la realidad del acto médico, observar a sus actores y, desde ahí, descubrir qué es ser médico y cómo esta profesión nos puede hacer mejores. Quiere ser una mirada abierta y compartir lo que veo.

En la segunda parte, a partir del marco conceptual de la primera, se estructuran de una manera acotada y concreta algunas cualidades de la profesión médica que pueden aprenderse y hacer crecer. Su enfoque está orientado al aprendizaje: descubrir nuestras necesidades en la práctica clínica para desplegar nuestras capacidades personales. He elegido algunos elementos que se consideran nucleares en el ejercicio de la medicina y a partir de los que pueden desarrollarse muchos otros. Desde la realidad clínica, procuro analizar actitudes personales que están directamente implicadas en la práctica médica. Me gustaría que sirviera al lector para detectar ámbitos de su esfera personal que pudieran crecer con el ejercicio de la profesión y despertar así el entusiasmo por lo que hace.

Finalmente, en la tercera parte, se describen algunas metodologías docentes que pueden ayudar a ir conformando la identidad médica. Aquí cedo la palabra a la doctora Arbea, que tiene una especial capacidad docente y gran experiencia en educación médica. Se propone un posible itinerario de aprendizaje con una idea de fondo: conectar lo que se reflexiona en el aula y lo que ocurre en el contexto clínico, en una relación de ida y vuelta.

Concluyo con un breve epílogo que quiere destilar todo el contenido del libro. Es un intento de síntesis que condense en algunas ideas madre una realidad de horizontes inalcanzados Ojalá que a lo largo de estas páginas el lector encuentre pistas para saber coger la ola. Para crecer como persona en el quehacer clínico. Para ser médico y ser uno mismo.

Juan A. Díaz González

IDENTIDAD MÉDICA
¿QUÉ ES SER MÉDICO?

DEL AULA A LA VIDA
Y DE LA VIDA AL AULA

Hace ya años quise hacer un cambio en el enfoque de mi docencia en la facultad de medicina. En ese momento enseñaba Oncología, que era la materia de mi práctica clínica. Había tenido alguna experiencia de innovación docente con aprendizaje basado en problemas. Estaba sorprendido con la capacidad de los alumnos para llegar a hacer razonamientos clínicos con limitados conocimientos médicos: se primaba la manera de pensar y los problemas agudizaban su capacidad de hacerlo. En ese momento llevaba un tiempo participando en la comisión de docencia de mi hospital: tenía mucho contacto con los residentes y era más consciente de la metamorfosis que se producía en los años de comienzo de la vida profesional. En mi caso, tras algunos años como especialista y con una cierta trayectoria consolidada, también me empezaban a surgir algunas preguntas sobre el tipo de medicina que hacía y que me gustaría hacer. Con estos ingredientes, pensé en un programa que adelantara a los años de la carrera algunas preguntas y situaciones que inexorablemente llegan con el ejercicio de la profesión y que hacen referencia a la vocación que nos llevó a estudiar medicina: qué es ser médico y cómo se articula con mi forma de ser.

En la conversación con los alumnos sobre el núcleo de la profesión médica, en ocasiones, comienzo la clase leyendo un viejo artículo publicado en el *Journal of the American Medical Association*. Se describe la pericia de un cirujano de guardia que logra salvar la vida a una chica joven que acude a urgencias tras un intento autolítico. Sin embargo, el relato pone de manifiesto una deshumanización descarnada del especialista que desprecia de forma explícita a la paciente en su acción desesperada. Es un artículo provocador que genera una inmediata repulsa del lector o del oyente. Tras la primera impresión, procuro interpelarles y hacerles pensar en que ellos mismos pueden llegar a tener una actitud similar. En todo caso, el primer mensaje es claro: para ser un buen médico hace falta algo más que ser técnicamente competente.

Una vez calmados los ánimos, doy el siguiente paso: "Si tuvierais una enfermedad grave, ¿cómo os gustaría que fuera vuestro médico?" Y en seguida hay una amena discusión sobre qué es ser un buen médico. A lo largo de los años las conclusiones son similares, idénticas en lo esencial. La competencia médica se da casi por supuesta –¡a veces tengo que recordarla!–, pero lo que más se subraya son las cualidades personales: compasión, comprensión, empatía, honestidad, competencia social, compromiso, humanidad, coraje, creatividad, sentido de la justicia, respeto, optimismo, buen humor... Esta experiencia está también reflejada en la bibliografía científica. Se ha convertido en un clásico un número del *British Medical Journal* en el que preguntaban qué es ser buen médico y cómo se llega a serlo[1]. Los editores hicieron una amplia encuesta a los lectores e invitaron a varios autores a reflexionar en la revista. Lo más llamativo es que se destacaban más las cualidades personales que la competencia en conocimientos y habilidades técnicas. Los autores concluían

---

1 What's a good doctor and how do you make one? BMJ, 325:711; 2002.

que para ser un buen médico hay que ser primero *buena persona*: buen pariente, buen colega, buen cliente en el supermercado, buen conductor en la carretera... y que es más fácil ser buen médico si te gusta tratar con personas y procurar ayudarlas.

Pero esto, ¿viene de serie o se aprende? Y si se aprende, ¿cómo se hace? Doy un salto lógico para intentar contestar a estas preguntas.

¿Qué causa la diabetes y cómo se trata? ¿Por qué se produce el Alzheimer? ¿Qué genera las úlceras pépticas? Son preguntas clínicas –es decir, preguntas que se hacen en el contacto con los pacientes que padecen esas enfermedades– que han sido contestadas desde el laboratorio: el descubrimiento de la insulina, la caracterización de la proteína tau y su peculiar agrupación en ovillos o el hallazgo del *Helicobacter pylori*. Pero también las preguntas del laboratorio se pueden llevar a los pacientes, como el descubrimiento de la penicilina o el desarrollo de terapias personalizadas contra el cáncer. La investigación va *de la cama del paciente al laboratorio y del laboratorio a la cama del paciente*.

En la docencia de la medicina se enseñan en el aula los conocimientos que permitirán afrontar los problemas clínicos. Pero también hay elementos de la práctica médica que son determinantes en el ejercicio de la profesión y que no se tratan habitualmente en la docencia reglada en las aulas. Por eso, como en la investigación, conviene hacer también el recorrido inverso, e ir de la experiencia clínica (propia o ajena) a la reflexión en el aula.

En las facultades de medicina se aprenden muchas cosas. Hay todo tipo de estadísticas sobre el número de nuevas palabras que los alumnos incorporan. Los futuros médicos estudian la composición y organización del cuerpo humano, los procesos fisiológicos y la patología de cada aparato o sistema. También se adentran en el conocimiento de la psicología y su enfermar. Se adquieren nociones de salud pública y políticas sociosanitarias. No faltan referencias a la ética médica. Los buenos estudiantes de medicina llegan a familiarizarse con el diagnóstico diferencial ante determinados síntomas, son capaces de llegar a juicios clínicos coherentes y establecer un plan terapéutico apoyados en la evidencia científica recogida en guías y protocolos. Sin embargo, hay una realidad muy amplia que no se aborda de manera habitual en las aulas universitarias. Nuestros alumnos, en pocos años, se van a encontrar en ambientes de trabajo exigentes, con pacientes complejos, en entornos sanitarios con gran carga asistencial. En los primeros años de ejercicio profesional, se producen muchos cambios en la esfera personal: por el cambio de entorno, de rol y del tipo de relaciones; por las perspectivas vitales, con una mayor autonomía personal, nuevas responsabilidades, la eventual formación de una familia, etc. Los recién graduados se verán implicados en la atención de pacientes muy diferentes a ellos, cultural y socialmente. Hay experiencias realmente gratificantes, porque el médico se enriquece personalmente con vidas muy plenas a pesar de la enfermedad, se convierte en el apoyo firme de muchas personas, que comparten con ellos su intimidad, sus alegrías y preocupaciones. No hay como devolver una sonrisa a un rostro doliente al aliviar eficazmente el dolor, que una madre pueda volver a cuidar a sus hijos tras superar una enfermedad grave o que un deportista regrese al terreno de juego después de una fractura. De todos modos, con los frutos habituales de la profesión médica, se dan también circunstancias que no son fáciles de sobrellevar. Lo jóvenes médicos se pueden encontrar con conflictos entre los propios valores y los de los pacientes. Puede haber desengaños al contrastar una vocación médica incipiente, pero llena de fuerza, con una realidad clínica de mínimos o un sistema ineficiente. Descubrirán que no siempre hay diagnósticos de certeza y que muchas decisiones clínicas no se pueden tomar basadas solo en la evidencia; han de aprender a convivir con la incertidumbre. Muchas de sus actuaciones despertarán en ellos dilemas éticos, pero no siempre tendrán la tranquilidad suficiente para poder pedir consejo o contrastar opiniones. En el ejercicio de la medicina, junto con innumerables alegrías y satisfacciones, surgen el sufrimiento y la culpa por los errores cometidos o por la falta de capacidad para afrontar como se desearía todas las situaciones. Y precisamente en esas circunstancias reales –no de laboratorio o, mejor dicho, de pupitre–, habrán de tomar la mejor decisión, dentro de las posibles, aunque no sea la perfecta. Y habrán de proponer y explicar un tratamiento a personas instruidas y a otras con menos entendimiento, sus efectos secundarios, el resultado esperado… Y comprenderán que en unos casos hay que hacer más y en otros no insistir y tratar de otra manera. Cada vez serán más conscientes de que han de ser el apoyo de otros: de pacientes, de colegas, de familias. Esa responsabilidad puede hacerles crecer, pero también cuestionarse cómo sostener a otros que parecen mejores que uno…

La universidad –en su acepción más completa– es un lugar privilegiado para abordar todas estas cuestiones. En las facultades de medicina hemos de ser capaces de responder, no solo al qué y cómo de la medicina, sino también a los porqués y a los paraqués. Hemos de ser capaces de dar una formación que no solo permita *hacer medicina*, sino llegar a *ser médicos*.

Aprender medicina es aprender a ser médico, que es mucho más que saber medicina. Es ir configurando un modo de ser que compromete a la persona entera. La medicina se aprende en las aulas y en los libros, pero, sobre todo, en la vida, delante del paciente.

LA MEDICINA COMO VOCACIÓN Y EL GRAN TSUNAMI

Son elocuentes las palabras de William Osler, cuando definía la medicina como *un estilo de vida*. En la tradición humanista de los inicios de la medicina académica en América y en Europa, a finales del siglo XIX y principios del XX, se describía la profesión médica como una de las más nobles dedicaciones humanas, con una fuerte dimensión de servicio. El ideal médico era una figura llena de humanidad y con una cultura elevada, capaz de adentrarse y comprender el espíritu humano y no solo sus cuerpos. La medicina tenía un fuerte sentido vocacional, como describe el propio Osler en su discurso a los alumnos de medicina de la Universidad de Toronto[2]:

> *«Más que ningún otro, el médico puede ilustrar [la segunda gran lección]; que no estamos aquí para sacar de la vida cuanto podamos para nosotros mismos, sino para intentar hacer más feliz la vida de los demás (...) Es imposible que nadie tenga mejores oportunidades para vivir esta lección que la que vosotros vais a disfrutar. La práctica de la medicina es un arte, no un comercio; una*

2   Osler, W. La palabra clave en Medicina, En: "Un estilo de vida" y otros ensayos, con comentarios y anotaciones. Fundación Lilly. Unión Editorial, Madrid, 2009.

vocación, no un negocio; una vocación en la que hay que emplear el corazón igual que la cabeza».

En pocas décadas, se ha producido una transformación radical de la práctica médica que nos hace pensar si la propuesta de Osler se mantiene. El contexto social y profesional ha experimentado un cambio de velocidad creciente. El desarrollo exponencial de la tecnología, los espectaculares avances en la investigación, las mejoras significativas en el diagnóstico y el tratamiento de las enfermedades, la creación de las especialidades, el avance de la industria farmacéutica y la capacidad de generar nuevos fármacos, la socialización de la medicina, el progreso de la medicina molecular, la digitalización, la aplicación de la inteligencia artificial en medicina... Son adelantos revolucionarios que han cambiado el modo de hacer medicina y han conquistado vastos territorios para la salud. Sin embargo, junto con esta gran luminosidad también se han producido sombras verdaderamente oscuras: empobrecimiento de la relación clínica, listas de espera y presión asistencial, entornos laborales precarios e inseguros, relaciones profesionales tóxicas, mercantilización de la medicina, fragmentación del ejercicio profesional, politización del ámbito sanitario, conflictos con los pacientes, etc.

En Occidente, junto con un gran progreso material, se dan, sin embargo, síntomas de fragilidad social que empiezan a acusarse también en términos de salud. No es éste el lugar para hacer un diagnóstico diferencial de las patologías sociales y culturales, pero sí al menos mencionar algunas relevantes para el motivo de estas líneas. Se han difuminado algunos principios éticos, deontológicos y sociales que daban un fundamento común al ejercicio de la profesión médica. Existe un fuerte relativismo, una autonomía desvinculada de la responsabilidad social y una crisis del concepto de la dignidad humana.

Un aspecto particular es el modelo de relación entre médico y paciente. Es muy positiva la relevancia que ha adquirido la participación del paciente en la toma de decisiones. Además, se ha desarrollado enormemente el acceso a la información médica. Sin embargo, como consecuencia de una visión hipertrofiada de la autonomía individual, se ha extendido cierta mentalidad de consumo, en el que se entienden los cuidados médicos como un servicio que se contrata en términos de mercado, también en el ámbito de la sanidad pública. El médico se convierte en muchos casos en un proveedor de servicios de salud. En esa relación no se introducen valores personales, la dimensión más humana queda al margen, solo existe el profesional y el paciente como consumidor. Así, las obligaciones del médico se convierten únicamente en informar, actuar eficaz y eficientemente, proteger y favorecer la capacidad de decisión del paciente.

Este modelo de relación contractual no es algo achacable a la llamada medicina privada. Es una mentalidad generalizada, y está presente en todo el ámbito sanitario. Como es fácil deducir, esta visión de la medicina tiene un fuerte impacto en la concepción de la profesión y en la propia identidad médica, en la que enseguida me adentraré: el compromiso se sustituye por cumplimiento proteccionista; la confianza por legalidad; el bien del enfermo –razón de ser y fin de la medicina– quedaría reemplazado por el servicio acordado o simplemente solicitado. Realidades tan cercanas y necesarias en la enfermedad como son la compasión, la empatía, la confianza o la benevolencia quedarían fuera de este escenario.

No es coherente mantener a rajatabla un planteamiento exclusivamente contractual de la relación médico-paciente. Sobre todo, porque no responde a la realidad de lo que ocurre en ese encuentro. La autonomía del paciente es relativa y la dependencia que genera la enfermedad no es peyorativa, sino origen y motivación de los mejores esfuerzos del médico. Quizás el error ha sido identificar autonomía con autosuficiencia, y confundir igualdad con igualitarismo. Esto, lejos de ser una liberación, menosprecia las relaciones de ayuda y dificulta el compromiso.

Además, no hay evidencia de que una relación basada en la no-confianza (contrato) sea más protectora de la autonomía del paciente que otra basada en la confianza (pacto)[3]. Los modelos sociales basados en una autonomía absoluta de los individuos tienen que apoyarse en relaciones contractuales, sean formales o a través de una legislación que marque el tipo de actuación médica. No es infrecuente, de esta forma, que envíen un mensaje de desconfianza y, como consecuencia, el médico restringe su inclinación a la beneficencia cuando la situación clínica se complica o cambia respecto a lo anticipado. Se genera frustración, porque las motivaciones externas son débiles y cambiantes, y las motivaciones internas desaparecen.

Me he detenido un poco más en los cambios que se han dado en muchos sectores en la relación entre médico y paciente porque esa faceta de la profesión es el pulmón de la medicina. Para la práctica asistencial cotidiana, el estilo de relación descrito es como bajar el nivel de oxígeno: hace más difícil la marcha, que muchas veces en nuestra profesión ya es cuesta arriba y se mueve a gran altura.

Hago un paréntesis. La descripción es algo descarnada y quizás llevada al extremo. Es un ejercicio de alerta para tratar de poner de manifiesto algunas tendencias que, en ocasiones, permean nuestro entorno sanitario y que conviene desenmascarar, precisamente para poder superarlas. Hago esta reflexión no tanto en tono de denuncia o de diagnóstico agorero, sino para mostrar la oportunidad de aspirar a más, de identificar algunos de estos síntomas en nosotros mismos y poner el tratamiento

---

3   Pellegrino, E.D. and Thomasma, D.C. Fidelity to trust, pp. 67-71. En: The Medical Virtues in Medical Practice. Oxford University Press, New York, 1993.

adecuado que favorezca una práctica clínica más completa, más plena para el paciente y para el médico. Cierro el paréntesis y doy algún paso más.

Metamorfosis sociales y culturales, desarrollo tecnológico, cambios de paradigma en las relaciones humanas... y todo en crecimiento a escala exponencial. Este tsunami –con su efecto fertilizante y también destructor– hace cuestionarse si todavía es posible hoy identificar un fin común de la medicina, si es posible preguntarse y dar respuesta a en qué consiste ser buen médico y cómo se llega a serlo.

Ante este dilema, caben dos posibles aproximaciones. La primera consistiría en aceptar que no hay una esencia de la medicina, sino que todo depende del entorno social y de las políticas sanitarias. Con este planteamiento, frente a los problemas descritos solo cabría una solución de consenso, a través de códigos normativos suficientemente amplios para que quepan posturas muy diversas y, al mismo tiempo, se aseguren unos mínimos legales y de buenas prácticas. En ese escenario, el médico sería un administrador de servicios o un ejecutor de prestaciones amparadas por el Estado, la relación con el paciente sería contractual. Esta postura, en mi opinión, no tendría nunca término, ya que el devenir social es constante y precisaría la revisión continua de esos mínimos; además, se generaría un conflicto interno permanente en los profesionales, que verían muchas veces frustrada su vocación médica.

La alternativa que propongo es volver a mirar qué ocurre realmente en el acto médico: quién interviene, qué es lo que acontece. Y a partir de ahí, deducir cuál es la identidad de la medicina, qué es ser buen médico y cómo se puede llegar a serlo. Voy a procurar avanzar en esta línea. Una vez identificados los obstáculos, empecemos a disfrutar del viaje.

La profesión médica tradicionalmente se ha considerado como una de las más nobles dedicaciones humanas, con una fuerte vocación de servicio. En los últimos dos siglos se han producido fuertes cambios científicos, tecnológicos, y también sociales y culturales, que hacen preguntarse si aún es realista preguntarse por la esencia y fin de la medicina, si es posible responder a qué es ser buen médico.

EL ACTO MÉDICO Y SUS PROTAGONISTAS: UN PRIMER VISTAZO

Edmund Pellegrino (1920-2013) fue un clínico norteamericano que realizó un largo itinerario intelectual para dejarnos como herencia una visión de la medicina contemporánea que recupera su ideal científico y humano, con una propuesta muy pegada a la realidad. Supo conjugar su formación y práctica clínica con un análisis crítico e integrador de las principales corrientes humanistas y éticas contemporáneas. Nos servirá de guía y me apoyaré en algunas de sus ideas. Como no es este el lugar para glosar su figura y su pensamiento, invito a quien tenga interés a leer especialmente sus últimos libros, donde se resume su recorrido intelectual, en concreto *The Virtues in Medical Practice*[4] y *Helping and Healing*[5]. Una breve semblanza de este gran profe-

---

4 Pellegrino, E.D. and Thomasma, D.C. (eds.), The Medical Virtues in Medical Practice. Oxford University Press, New York, 1993. Se ha traducido al castellano por Manuel de Santiago: Pellegrino, DP y Thomasma, DC. Las virtudes en la práctica médica. Editorial UFV, Madrid, 2019.

5 Pellegrino, E.D. and Thomasma, D.C. Helping and Healing. Religious commitment in Health Care. Georgetown University Press, Washington DC, 1997. Se ha traducido al castellano por Manuel de Santiago: Pellegrino, E.D. y Thomasma, D.C, Sanación y vocación, Eunsa, Pamplona, 2022.

sor se puede encontrar en el primer capítulo de la traducción al castellano de esta última obra[6].

Para entrar de lleno en lo esencial de la medicina no hay más que mirar con detenimiento lo que ocurre en el núcleo del acto médico: el encuentro clínico entre el enfermo y el médico, que posee un conocimiento específico[7]. Ese encuentro genera una relación especial entre los dos protagonistas, relación que reúne algunas características que la hacen única. Haré una presentación rápida de cada elemento y destacaré algunas características de esa relación tan especial.

Por *conocimiento médico* se entiende el conjunto de saberes, teóricos y prácticos, orientados a recuperar la salud del paciente enfermo. Integra varios elementos: a) el conocimiento específico sobre el cuerpo humano y sus patologías, b) la capacidad de juicio o razonamiento clínico para relacionar signos y síntomas con los mecanismos causales y así establecer un diagnóstico, pronóstico y plan terapéutico, c) la destreza técnica y la capacidad de aproximación al enfermo para recoger con objetividad los síntomas y signos, así como para instaurar los tratamientos adecuados, d) la capacidad de integrar todo lo anterior con las necesidades del paciente concreto, tanto físicas como psicológicas, espirituales y sociales y llevar a cabo una buena práctica médica. Por eso se dice que «en el cuidado del paciente, el médico necesita conocimientos científicos, adiestramiento técnico y comprensión

---

6   Cfr. Manuel de Santiago, Estudio introductorio sobre Edmund Pellegrino, pp. 15-72. En: Pellegrino, E.D. y Thomasma, D.C, Sanación y vocación, Eunsa, Pamplona, 2022.

7   No se puede entender la medicina sin la colaboración interprofesional de los diversos agentes sanitarios: medicina, enfermería, auxiliares de clínica, trabajadores sociales… Es especialmente relevante el papel de enfermería en la visión holística y profesional del cuidado, la expresión más completa de la acción sanadora. Por simplificar la exposición, me referiré a menudo solamente al médico, pero teniendo en mente la acción integral de todos los agentes sanitarios.

humana»[8]. *El paciente* está limitado por la enfermedad y eso le hace, de alguna manera, vulnerable, frágil. *El médico* es el que posee la ciencia médica y sabe aplicarla para el bien del enfermo en una circunstancia concreta. El fin de la medicina es mantener, restablecer o mejorar la salud del paciente; por eso se dice que el enfermo está en el centro y es el fin de la medicina.

Entre el médico y el enfermo se establece una *relación*, con un contenido específico –la sanación, y más propiamente el cuidado– que afecta a la persona entera. Por eso, la relación médico-paciente es un tipo de relación especial que no se da en otra clase de relación profesional. El ejercicio de la medicina no se entiende fuera de esta relación, en ella se encuentra lo esencial de esta profesión y su finalidad. Cabe destacar algunas características fundamentales de la relación médico-paciente[9]:

1. Es una *relación entre desiguales*: la persona enferma manifiesta fragilidad y *vulnerabilidad*, se pone de manifiesto *la dependencia*. El enfermo no tiene por sí mismo la capacidad de recobrar la salud y necesita la ayuda de otra persona –el médico– que sí tiene el conocimiento y la posibilidad de hacerlo. Este es el motivo por el que se dice que la relación es entre desiguales. Sin embargo, es precisamente del poder o situación de ventaja del médico de donde se desprenden obligaciones específicas de éste con el paciente. La vulnerabilidad que manifiesta la enfermedad mueve al médico a la *ayuda*. Es justamente en la afirmación de la vulnerabilidad del enfermo

---

8 Editors T. The Practice of Medicine. In: Loscalzo J, Fauci A, Kasper D, Hauser S, Longo D, Jameson J. eds. Harrison's Principles of Internal Medicine, 21e. McGraw Hill; 2022. Disponible en: https://accessmedicine-mhmedical-com.ezproxy.unav.es/content.aspx?bookid=3095&sectionid=259858149, consultado el 2 de enero de 2024.

9 Pellegrino, E.D. Medicine as a Moral Community, pp 42-44. En: Pellegrino, E.D. and Thomasma, D.C. (eds.), The Medical Virtues in Medical Practice. Oxford University Press, New York, 1993.

de donde surge el compromiso y la obligación del médico de proteger y respetar esa fragilidad. En la relación médica, la desigualdad de circunstancias refuerza la igual dignidad y valor de todas las personas.

2. Es una *relación basada en la confianza*. El enfermo espera que el médico le aporte algo que no tiene y que necesita. La vulnerabilidad del enfermo provoca la reacción de ayuda del médico y ésta genera la confianza del paciente, que se pone en sus manos para ser sanado. La confianza siempre tiene un punto de abandono, de pérdida del propio control. Para poder ser sanado, el enfermo tiene que mostrar sus síntomas, sus dolencias. Y esto muchas veces implica mostrar no solo su cuerpo, sino también su interioridad, porque es la persona la que enferma. La relación de confianza se refuerza con la actitud de ayuda del médico ante la necesidad del paciente[10]. La relación de confianza va más allá que una simple relación contractual, porque compromete personalmente.

3. *Las decisiones médicas tienen un carácter especial, ya que tienen componentes tanto técnicos como éticos*. El médico tiene que decidir apoyado en un adecuado conocimiento científico y debe actuar con destreza técnica. Junto a la evidencia científica, ha de tener en cuenta las particulares circunstancias del paciente, que no son solo materiales, sino también espirituales, sociales, culturales... Además, la finalidad no es solamente un resultado cuantitativo –reducir la tensión arterial, revertir una arritmia, etc.– sino que es el cuidado global del paciente. En este sentido se dice que las decisiones –y sus consecuentes actuaciones– son técnicas y morales, porque comportan un juicio, y es que deben estar al servicio del bien

---

10   Pellegrino, E.D. Trust and distrust in professional ethics, pp. 69-85. En: Pellegrino, E.D., Veatch, R.M., and Langan, J.P. (eds.). Ethics, trust, and the professions: philosophical and cultural aspects. Georgetown University Press, Washington DC, 1991.

del paciente, no sólo del bien *médico* del paciente[11,12]. Es una decisión que compromete mutuamente a las dos partes. En una relación ideal –aquí estamos haciendo una propuesta de máximos, que genere aspiración de llegar a más– esto exige, para que se dé y se mantenga esa relación, una armonía entre los valores del médico y los del paciente, en sus fines y en sus medios. Esta armonía no supone la imposición de los valores de uno frente al otro y puede darse aún en escenarios y visiones muy diferentes de la realidad. Supera –no puede ser de otro modo– diferencias ideológicas, políticas, sociales o religiosas.

4. Exige un *conocimiento médico específico*. Este conocimiento es un conocimiento práctico, orientado al cuidado del enfermo. Se dice de la medicina que es un arte, porque combina conocimientos y habilidades que se aplican en una situación compleja y cambiante. Requiere del razonamiento, de la experiencia, de la creatividad y de la intuición para tomar decisiones adecuadas y lograr lo mejor para el paciente. Es, además, un conocimiento adquirido en un contexto socialmente aceptado, el de la educación sanitaria reglada. Es un conocimiento que conlleva unos privilegios socialmente otorgados –precisamente la capacidad de acceder a la privacidad e intimidad de la persona enferma, para sanarla o para cuidarla– y que implican unas obligaciones específicas de respeto y

---

11   Cfr. Pellegrino, E. D. For the Patient's Good: The Restoration of Beneficence in Health Care. Oxford University Press, New York, 1988.

12   El bien del paciente se puede articular a través de varios niveles jerárquicos en orden ascendente. 1) lo que es médicamente bueno, es decir, la restauración de la salud física (adecuado funcionamiento fisiológico) o psíquica (correcto balance cognitivo y emocional); 2) lo que es percibido por el paciente como bueno en términos de su percepción del propio bien; 3) lo que es bueno para los seres humanos como miembros de la comunidad humana; 4) lo que es bueno para los seres humanos como seres dotados de una dignidad incondicional. Cfr. Pellegrino, E. D. For the Patient's Good...

confidencialidad, así como el mantenerse en el ámbito para el que ese privilegio ha sido otorgado, el del cuidado de la salud del enfermo.

5. Existe una *complicidad moral del médico*: por el pacto o relación en el que se practica la medicina (vulnerabilidad, conocimiento, ayuda, confianza, compromiso), el médico es la vía común final para todo cuando sucede a un paciente: desde una decisión terapéutica hasta una regulación de política sanitaria pasa finalmente por la actuación del médico responsable, que tiene a su cargo coordinar la información y la asistencia sanitaria del paciente. Es éste el último garante de salvaguardar el bien del paciente. No es posible desligar al médico del compromiso ético de su actuación médica, aunque esté dictada por la ley o por los deseos del paciente: en cualquier caso, el médico tiene un compromiso personal con el bien integral del enfermo. La complicidad moral del médico merece ser tenida en cuenta en una sociedad en la que se subraya la autonomía del paciente: se podría argumentar que el médico debe proporcionar al paciente lo que el propio enfermo considera bueno para él. Sin entrar al conflicto de valores y cuál debe prevalecer, conviene no perder de vista que, sea cual sea la decisión y actuación del médico, no es ajena a su responsabilidad moral, precisamente porque no es un mero dispensador de servicios, sino que se compromete personalmente en su actuar profesional. Esta es la causa de fenómenos frecuentes y muy relacionados entre sí: el *burnout* profesional y el daño moral (*moral injury*)[13,14],

---

13   Rabin S, Kika N, Lamb D, Murphy D, Am Stevelink S, Williamson V, Wessely S, Greenberg N. Moral Injuries in Healthcare Workers: What Causes Them and What to Do About Them? J Healthc Leadersh. Aug 16;15:153-160; 2023.

14   Cartolovni A, Stolt M, Scott PA, Suhonen R. Moral injury in healthcare professionals: A scoping review and discussion. Nurs Ethics. Aug;28(5):590-602; 2021.

que sufren muchos profesionales de la salud, al contrastar su práctica clínica con sus valores profesionales.

El acto médico, y más específicamente el encuentro clínico entre el enfermo y el médico, es el corazón de la medicina. Observar a los que intervienen, las circunstancias específicas de cada uno y la relación entre ellos, da las claves para entender en qué consiste el ejercicio de la medicina.

LA DINÁMICA PROPIA DEL ACTO MÉDICO: AMPLIFICAMOS LA IMAGEN

En el acto médico, tal y como hemos visto, se dan algunas realidades que lo hacen único y que se mueven en dos ejes: una relación especial y un conocimiento cualificado. La relación se genera por una necesidad, la vulnerabilidad y dependencia del paciente, que provoca el ofrecimiento de ayuda del médico competente; es la que favorece una relación de confianza y ésta genera compromiso. Para que la relación llegue a su fin (la sanación) requiere del conocimiento médico, que se articula a través de un juicio y de una acción terapéutica. Veamos estas dos dimensiones con el prisma de la influencia que tienen en la persona completa, tanto del paciente como del médico.

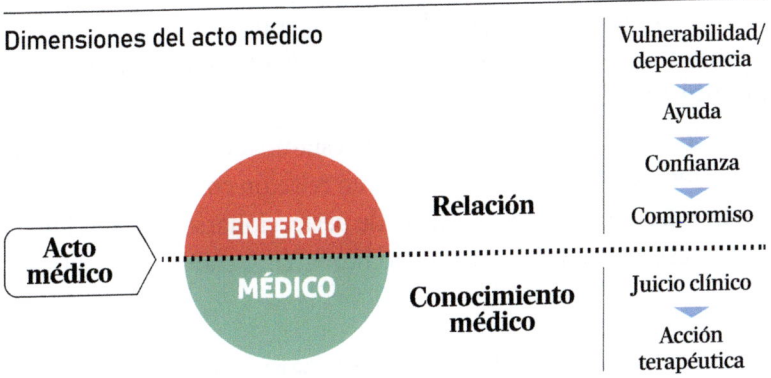

Dimensiones del acto médico

Vulnerabilidad/dependencia
Ayuda
Confianza
Compromiso

Relación

ENFERMO
MÉDICO

Acto médico

Conocimiento médico

Juicio clínico
Acción terapéutica

A corazón abierto: vulnerabilidad y dependencia; ayuda y confianza; compromiso

Vulnerabilidad y dependencia

La vulnerabilidad humana es una realidad que se impone a la experiencia. Cualquier ser humano, por excelentes que sean las circunstancias en las que se encuentre –de salud, de bienestar físico y psicológico, de relaciones– experimenta su limitación, percibe carencias corporales, psíquicas, espirituales. Otra faceta de la vulnerabilidad se refleja, paradójicamente, en nuestra libertad, en nuestra capacidad de crecimiento y mejora personal. Esa "tensión" hacia lo bueno y lo grande que tira de nosotros para arriba, también confirma que no lo hemos alcanzado, reafirma nuestra carencia. Además, comprobamos tantas veces que con nuestro actuar libre, curiosamente, no siempre lo hacemos para nuestro bien o el de otros. La vulnerabilidad es la posibilidad de no alcanzar la propia realización o el propio perfeccionamiento, en lo cotidiano (bienestar físico, planes, uso del tiempo…) y en lo trascendente (la calidad de nuestras relaciones, el amor, la felicidad…). Pero precisamente estas condiciones de vulnerabilidad son las que permiten al ser humano realizarse en el tiempo, desarrollar un potencial solo incoado. En este sentido, la vulnerabilidad no es solo carencia –de salud, de carácter, de cumplimiento de objetivos, de satisfacción personal, de comunicación, de amor…– sino que también es condición de crecimiento, de dinamismo, de florecimiento[15].

Y lo mejor es que en esa tarea no estamos solos. El ser humano es un ser social, es alguien que vive en relación con otros. La persona en relación con otras es capaz de perfeccionarse y perfeccionar: este es el sentido de la sociabilidad humana. A través de las relacio-

---

15 MacIntyre, A., Vulnerabilidad, florecimiento, bienes y bien, pp. 81-97. En: Animales racionales y dependientes. Paidós, Barcelona, 2001.

nes sobrepasamos la vulnerabilidad. Es decir, *dependemos* de otros para ser mejores, para superar los límites que nos impone nuestra vulnerabilidad. La dependencia nos hace descubrir al otro y en la dependencia descubrimos el valor de la persona por lo que es, no por lo que tiene. La dependencia purifica la mirada hacia el otro, la dependencia deja al descubierto la dignidad humana.

Cuando llevaba poco tiempo como especialista, atendí a un paciente con un cáncer de pulmón avanzado. Era un hombre de unos 60 años, con una larga y rica trayectoria profesional y humana, que dirigía una institución prestigiosa en un país lejano. Tenía una personalidad atractiva, una sonrisa franca y una mirada segura. Le había sorprendido la enfermedad y el pronóstico era malo a corto plazo, pero afrontaba el proceso con realismo y serenidad. Sin embargo, un día entré en la habitación, estaba en penumbra y se encontraba solo. Recuerdo muy bien su mirada, que traducía miedo y pedía ayuda. Me quedé callado. Impresionaba ver a un hombre de su categoría y posición, que se había quedado de súbito desprotegido de su prestigio y autoridad moral, como desarmado de sus muchas cualidades. Se me figuraba la escena como la de un rey que mendigaba un poco de pan a un transeúnte. Me atreví a mantener la mirada y, despacio, algo abrumado, traté de hacerle considerar el bien que había hecho a tantas personas, la vida llena que dejaba. Al poco, le cambió la cara, desapareció el miedo y esbozó una sonrisa infantil, mientras decía: «*gracias, gracias, gracias...*». No he olvidado aquel suceso porque fui yo el más beneficiado. Un hombre con una personalidad de gigante, desmoronado... y recompuesto por la titubeante ayuda de alguien que pasaba por allí tangencialmente. Pero es ahí donde descubrí su grandeza.

Nuestra condición corporal determina en gran parte esa vulnerabilidad[16]. Y como nuestra condición corporal es parte

---

16   Giménez Amaya, JM, y Lombo, JA. Dependencia y vulnerabilidad en la ética de Alasdair Macintyre, pp. 105-114. En: Cuarenta años de After Virtue de Alasdair Ma-

esencial de nuestra identidad, la vulnerabilidad y la dependencia no es algo meramente accidental, sino que es parte de nosotros mismos. En el enfermo queda especialmente patente la vulnerabilidad, ya que pone de manifiesto la relación entre humanidad y corporalidad, la estrecha relación entre el yo y el propio cuerpo: la dimensión corporal dañada por la enfermedad afecta a la persona completa[17]. Un reflejo de ello es el deterioro psicosomático que conlleva todo proceso patológico. Basta considerar cuál es nuestra percepción de los sucesos o cómo nos enfrentamos a los problemas ordinarios cuando nos duele la cabeza o hemos dormido mal; lo que sobrellevamos con naturalidad al estar sanos, suele agrandarse y distorsionarse cuando tenemos un problema físico, como una crisis de migraña o un cólico renal. La enfermedad mantenida en el tiempo puede desgastar la resistencia psíquica y el equilibrio emocional. La relación entre la propia identidad y el cuerpo se pone también de manifiesto, por ejemplo, en los procesos donde éste se desfigura: la alopecia iatrogénica, la deformidad anatómica por una lesión o la mutilación (amputación, mastectomía, etc.). En este sentido es en el que se entiende que la enfermedad quiebra la integridad personal: no en el sentido moral, sino en la fractura que produce en la cohesión de los diferentes elementos constitutivos del ser humano.

Con la enfermedad, además, hay siempre una pérdida más profunda: hay menos control de las situaciones, de la previsión del futuro, las actividades quedan más o menos limitadas, se modifica la percepción de las cosas, cambian las prioridades, las decisiones quedan más condicionadas. Basta considerar el impacto que supone el diagnóstico de una enfermedad grave en una mujer joven con hijos pequeños: aunque el pronóstico sea

---

cintyre: relecturas iberoamericanas. De la Torre, FJ., Loria, M., Nontol, L. Dykinson, Madrid, 2022.

17   MacIntyre, A. Vulnerabilidad, dependencia, animalidad, p. 20. En: Animales racionales y dependientes. Paidós, Barcelona, 2001.

bueno, la enfermedad genera una quiebra significativa en los aspectos más importantes de la vida de esa persona, una incertidumbre añadida, una preocupación que va más allá de su propia salud.

Antes mencionaba que la vulnerabilidad es condición de mejora. En la enfermedad se pone de manifiesto la relación entre esas dos realidades aparentemente opuestas. Afirmar que en la enfermedad se revela la vulnerabilidad es evidente, pero no lo es decir que sea ocasión de crecimiento: ¿qué tiene que ver la enfermedad y la medicina con la capacidad de perfeccionamiento? Para contestar a esta pregunta he necesitado extenderme antes un poco más para subrayar la relación entre vulnerabilidad, dependencia y ayuda, especialmente en la medicina. Pues bien, si la enfermedad refleja bien la vulnerabilidad, es precisamente el acto médico el que busca restaurar la integridad. Por eso, la medicina en su finalidad sanadora, mejora a la persona. Este es el sentido en el que entiendo la idea de que la buena medicina busca el bien del paciente. Es decir, busca su mejoramiento, su perfeccionamiento. Trata de recomponer la cohesión dañada por la enfermedad. Sin duda, el primer efecto será el restablecimiento –o el mejoramiento o la paliación– del daño físico, pero éste ha de redundar en la persona completa. Además, la enfermedad, como decía antes, va más allá del proceso patológico concreto y por tanto la sanación pretendida también. En ocasiones, la salud no se restaura, pero, si se hace buena medicina, se puede hacer mucho por restaurar la integridad dañada. La comprensión del problema de salud que se padece, saberse apoyado y cuidado, el alivio de los síntomas, la preocupación por las necesidades personales… todo es acción sanadora y favorece que el paciente tome las riendas y refuerce su identidad. Una acción médica profunda puede contribuir a robustecer el propósito o el sentido de aspectos importantes de la vida de los pacientes. No es infrecuente que, tras superar una enfermedad importante, los pacientes digan que ya no son iguales que antes: han descubierto la importancia de cosas que antes no valoraban, han estrechado lazos familiares o han ordenado prioridades. Para muchos, la experiencia de la enfermedad –con la ayuda adecuada– es un crisol que separa lo esencial de lo superfluo. En esta línea de argumentación, el respeto a la genuina integridad de la persona es una de las salvaguardas que hace que el médico no pueda cruzar todas las líneas que el paciente u otros agentes externos le puedan pedir. Pienso que esta visión de la capacidad terapéutica es reconfortante y estimula a la excelencia personal en la práctica clínica.

A la mujer de un buen amigo le diagnosticaron un cáncer. Los dos eran relativamente jóvenes, con varios hijos. Tenían una buena situación social y la relación entre ellos era normal, con altos y bajos sin especial intensidad. La enfermedad supuso en ella un fuerte impacto: le generaba verdadera inquietud el cuidado presente y futuro de sus hijos, sufrió cambios evidentes en su aspecto físico con una sensación extraña de no ser ella misma, el proceso terapéutico era una amenaza a su desarrollo profesional; demasiadas incertidumbres sin posibilidad de control. Mi amigo no era muy consciente de esa tormenta: los tratamientos iban bien, el pronóstico no era malo... Y ese contraste puso de manifiesto la necesidad de profundizar en su relación como matrimonio. Después de ciertos desencuentros y el desencadenamiento de una crisis entre ellos, supieron redescubrir en el otro lo que a cada uno le faltaba, reorientar su relación del *yo* de cada uno al *nosotros*. La enfermedad fue la piedra de toque de una relación que se demostró precaria y que gracias a ese test de resistencia puedo enriquecerse y consolidarse.

En el enfermo queda especialmente patente la vulnerabilidad, ya que pone de manifiesto la relación entre humanidad y corporalidad, la estrecha relación entre el yo y el propio cuerpo: la dimensión corporal dañada por la enfermedad afecta a la persona completa.

La acción terapéutica no solo restaura la salud, sino que recompone la integridad comprometida por la enfermedad y puede contribuir a la mejora personal del paciente.

Ayuda

He intentado ampliar la imagen para destacar algunos matices de la enfermedad y su efecto en el paciente. Es en esta visión extendida de la enfermedad en la que el enfermo necesita pedir ayuda. Por contraste, precisamente esa fragilidad es la que genera en el médico un movimiento y un vínculo particular: se siente inclinado a favor del enfermo y le empuja a dejar de lado el propio interés[18]. Eso es lo más genuino de *ayudar* y, por eso,

---

18   Es interesante identificar esta actitud en los grandes maestros de la medicina contemporánea. Hay una serie de figuras eminentes en el curso de la medicina a finales del siglo XIX y principios del siglo XX que, junto a notables descripciones de patologías y síndromes que han quedado acuñadas, desarrollaron la medicina académica y fueron grandes humanistas. Cfr. Cushing, H. Consecratio Medici and other papers. Little, Brown, and Company, Boston, 1928; Osler, W. Un estilo de vida y otros discursos. Unión Editorial, Madrid, 2007.

aunque de modo habitual no recibe este nombre, en la relación médica la actitud por antonomasia es la ayuda.

La ayuda es la actitud que nace del descubrimiento de la vulnerabilidad que genera dependencia. Los seres humanos somos conscientes de nuestra dependencia y decidimos cómo afrontarla, es decir, cómo relacionarnos con otros en esa condición de vulnerabilidad. En otras palabras, somos capaces de prestar ayuda y de ser ayudados. La ayuda es la respuesta racional –esencialmente humana– a la contingencia, a la necesidad. Laín-Entralgo describía la relación médico-paciente como una «relación interhumana de ayuda»[19]. La ayuda es una acción específicamente humana porque es libre: hay que querer ayudar, y hay que querer ser ayudado. La ayuda se ofrece y la ayuda se pide. Sin embargo, pedir ayuda no siempre es fácil. Implica un reconocimiento de la propia limitación, de la incapacidad de superar un problema. Por eso, la actitud del médico no es indiferente: puede facilitar o perjudicar que el enfermo dé ese paso.

Una de las personas que, cuando era estudiante de medicina, influyó tempranamente en mi vocación médica fue la doctora África Sendino, internista del Hospital La Paz de Madrid. Por eso, me permito rendirle aquí un tributo citando unas palabras suyas a propósito de la importancia y el valor de dejarse ayudar: «He dedicado mi vida a ayudar a los demás, pero no he podido marcharme de este mundo sin dejarme ayudar por ellos. Dejarse ayudar supone un nivel espiritual muy superior al del simple ayudar. Porque si ayudar a los demás es bueno, mejor es ser ocasión para que los demás nos ayuden. Sí, lo más difícil de este mundo es aprender a ser necesitado»[20]. Descubrimos que esta actitud contrasta con la mentalidad de autosuficiencia: si se con-

---

19   Cfr. Laín-Entralgo, P. La relación médico-enfermo. Historia y Teoría. Revista de Occidente, Madrid, 1964.

20   Cfr. d'Ors, P. Sendino se muere. Fragmenta editorial, Madrid, 2012.

sidera que el ser humano es un ser cerrado en sí mismo, un individuo autónomo que se basta a sí mismo, la ayuda no tiene cabida. De hecho, hay quienes no desean que otros se entristezcan con su pena: es el rechazo de la compasión ajena, el rechazo de compartir la pérdida. Sin embargo, nos hacemos mejores –superamos nuestra carencia– con la ayuda de otros, pero también ayudando a otros a superar la suya[21]. Por eso, se puede afirmar que la ayuda es doblemente terapéutica, restaura la vulnerabilidad ajena y, al mismo tiempo, nos mejora personalmente. Las relaciones de ayuda son genuinamente humanas y configuran el orden social, porque generan confianza.

La ayuda es un acto genuinamente humano, porque es libre. Es la inclinación que se despierta con el descubrimiento de la vulnerabilidad que genera dependencia. La ayuda se ofrece y la ayuda se pide. La ayuda es doblemente terapéutica, restaura la vulnerabilidad ajena y, al mismo tiempo, nos mejora personalmente.

---

21   El ser humano se perfecciona (o se daña) en su actuar, sus acciones no solo tienen una repercusión externa, sino que le transforman o configuran. Así, el que trabaja con constancia se hace trabajador, el que miente se hace mentiroso, etc. Esta argumentación está desarrollada en la ética aristotélica (Cfr. Aristóteles. Ética a Nicómaco. Alianza Editorial, Madrid, 2014). Más recientemente, la psicología positiva también apoya esta concepción del actuar humano (Cfr. Peterson, C. A Primer in Positive Psychology. Oxford University Press, New York, 2006).

Confianza y compromiso

El tipo de relación que responde mejor a la realidad del acto médico es la del *pacto de confianza*[22]: se asume la competencia del médico ofrecida y dedicada al bienestar del paciente. La relación médico-paciente tiene un carácter marcadamente fiduciario, es decir, se construye sobre la confianza. Esto es así porque el ser humano enfermo es consciente de su necesidad real de ayuda para restaurar la salud: él no la puede remediar y *confía* en quien puede y se ofrece a hacerlo. Su situación le "obliga" a declarar su necesidad de ayuda y, a partir de aquí, a compartir su intimidad: su cuerpo, sus dolencias, los síntomas, sus conductas y su interioridad (preocupaciones, culpas, miedos, sentido, incertidumbre...). Como apuntaba anteriormente, la confianza siempre supone una cierta falta de control. La confianza no se puede imponer y el que confía ha de querer hacerlo. Aunque el paciente esté bien informado, pueda elegir el centro o profesional sanitario y participe en la toma de decisiones, finalmente necesita hacer un acto de abandono, de confianza en el criterio y hacer del médico. La actitud de ayuda del médico, si es sincera, refuerza esa confianza: ya no es solo su competencia técnica o su reputación, es su actitud la que conquista la confianza. Y la confianza compromete, y más fuertemente que un acuerdo. Al saberse depositario de la confianza del paciente, se genera en el médico un sentido de *compromiso* –ya no actúa por cumplimiento, sino por convicción; ya no actúa desde fuera, sino que se hace uno con el paciente–, compromiso que se convierte en el motor más potente y fiable del actuar profesional.

---

22   Cfr. Pellegrino, E.D. Trust and distrust in professional ethics, pp. 69-85. En: Pellegrino, E.D., Veatch, R.M., and Langan, J.P. (eds.). Ethics, trust, and the professions: philosophical and cultural aspects. Georgetown University Press, Washington DC, 1991.

La relación médico-paciente se construye sobre la confianza. El ser humano enfermo es consciente de su necesidad y confía en quien puede y se ofrece a remediarla.

La disposición de ayuda del médico, si es sincera, refuerza esa confianza: ya no es solo su competencia técnica o su reputación, es su actitud la que conquista la confianza. Y la confianza genera compromiso.

Un GPS para el ejercicio práctico del conocimiento médico

El ejercicio de la práctica médica requiere articular conocimientos, decisiones y acciones, y ese itinerario no siempre está bien marcado: el médico es explorador, guía y viajero. Es decir, necesita saber en qué consiste una enfermedad y cuál es su tratamiento, pero también cómo esos conocimientos se aplican correctamente en una situación concreta. No olvidemos que la medicina es un conocimiento práctico. Hay que saber "qué es" lo que le pasa al paciente y también "qué hay que hacer" aquí y ahora con este paciente concreto. A esto hay sumar que en cada una de esas actividades –conocimiento, decisión y acción– intervienen una constelación de elementos –científicos, técnicos y humanos– y que pocas veces se da una sucesión inmediata entre conocimiento y acción ("pasa esto, luego, hay que hacer aquello"), sino que se trata más bien de saber aplicar conocimientos generales a situaciones particulares complejas. Este panorama convierte a la medicina en una actividad apasionante, siempre cambiante, y que pide a los profesionales un tipo de cualidades que van más a allá de conocer los libros de texto, los artículos científicos más recientes y los protocolos clínicos.

El buen médico es el que sabe responder a dos preguntas y conjugar sus respuestas. Sabe responder a "qué es lo que le pasa al paciente" y conjugarlo con la respuesta a la segunda pregunta, "qué hay que hacer y cómo hay que hacerlo en este caso concreto". En otras palabras, el buen médico sabe medicina y sabe cómo practicarla en cada caso.

El gran reto del ejercicio de la medicina es tomar buenas decisiones y esto se consigue, no formulando principios generales sobre la buena práctica clínica, sino aplicando esos principios a situaciones concretas en el complejo contexto de la tarea asistencial diaria. Saber relacionar los principios generales con las situaciones de la vida real es lo que clásicamente se ha llamado *prudencia*[23] y en términos médicos buen *juicio clínico*: la capacidad de elaborar un juicio práctico y la toma de decisiones correctas en situaciones complejas y cambiantes[24]. El médico prudente no es el que evita el riesgo meticulosamente o es conservador en la toma de decisiones, sino el que tiene la capacidad habitual de saber qué hacer en situaciones heterogéneas. Es una presencia de mente o de ánimo, entendida como la habilidad de tomar buenas decisiones y actuar con diligencia y calma en situaciones complejas[25]. Esta capacidad requiere conocimientos y cualidades

---

23   La prudencia es un hábito de la razón práctica; es la *recta ratio agibilium*: la manera correcta de actuar; diferente del conocimiento especulativo y del conocimiento técnico o arte. Cfr. de Aquino, T. Summa Theologica, I-II ps. q. 47.

24   Cfr. Pieper, J. La prudencia. En: Las virtudes fundamentales. Rialp, 13ª Ed, Madrid, 2022.

25   Kinghorn W. Conscience as Clinical Judgment: Medical Education and the Virtue of Prudence. Virtual Mentor, 15(3):202-205; 2013.

personales; de nuevo, lo personal y lo profesional van de la mano en medicina.

Para explicarlo mejor, voy a analizar por una parte los elementos de conocimiento (lo que responde a la pregunta "qué es", "qué le pasa al paciente") y por otra los que configuran el proceso de decisión ("qué hay que hacer" y "cómo hay que hacerlo").

El conocimiento en medicina: qué pasa

La medicina es un tipo de saber polifacético. Por una parte, tiene una marcada dimensión científica, porque se apoya en datos verificables. También es una técnica o arte, en el sentido de que se requiere un conjunto de conocimientos técnicos y habilidades prácticas basados en la ciencia y en la experiencia: se parte de conocimientos objetivos –anatomía, fisiología, patología, etc.–, y se aplican técnicas y procedimientos específicos para diagnosticar y tratar enfermedades. Además, como el paciente es un ser personal y social, y el encuentro clínico genera una relación especial, se han de tener en cuenta esas dimensiones en el proceso de la enfermedad y en su tratamiento: esto requiere de una serie de cualidades personales, ya que las decisiones no son solo técnicas sino que tienen en cuenta aspectos genuinamente humanos. Esta dimensión de la medicina es la que enriquece especialmente a esta profesión y necesita una sabiduría práctica o buen juicio, que sirve para evaluar críticamente el peso de cada elemento –científicos, técnicos y humanos– e integrarlos en la buena práctica médica para cada caso concreto.

Por ejemplo, la migraña es una patología con alta prevalencia y morbilidad. Su manejo no es sencillo, porque hay una gran variabilidad de un enfermo a otro, tanto en el curso clínico como en la intensidad de los síntomas y la eficacia de los tratamientos. El buen neurólogo necesita conocer muy bien los mecanismos fisiopatológicos de la migraña, las vías moleculares implicadas, el mecanismo de acción de los fármacos y la evidencia científica de su eficacia terapéutica. Pero ha de conocer también el patrón de presentación de las crisis en un paciente concreto, los factores desencadenantes que más le influyen, el estilo de vida que lleva, su perfil de personalidad, cómo tolera los síntomas y cómo le condicionan funcionalmente, si acepta efectos secundarios a cambio de eficacia terapéutica y en qué proporción. Se puede llegar a ese conocimiento con una buena historia clínica sin necesidad de implicarse personalmente: pienso que en este ejemplo sí, aunque también me parece que no se captan esos matices de la misma manera. En todo caso, hacer una buena historia clínica requiere muchas habilidades personales: saber hacer las preguntas adecuadas del modo apropiado, hacerse cargo de las percepciones del paciente, tratar de ponerse en su situación... en definitiva, algo más que unas habilidades técnicas de hacer una entrevista.

Como se ve, el ejercicio de la medicina conjuga esa variedad de conocimientos con las circunstancias particulares de la situación clínica concreta. Para ello, el buen médico ha de analizar una variedad de elementos relacionados con la enfermedad (anamnesis, síntomas y signos, diagnóstico diferencial, contexto de salud) y otros que concurren en el encuentro clínico y condicionan el curso de acción. Estos últimos incluyen intangibles propios de la persona como su experiencia, su valoración personal de las circunstancias, el conocimiento que se tiene del paciente, el tipo de relación establecida, la interpretación de sus valores, etc.

El proceso de decisión: qué hay que hacer

El proceso de conocimiento es fundamental para tomar decisiones adecuadas. Unas malas premisas solo pueden llevar a decisiones erróneas. No entender o equivocarse en cuál es el problema impide adoptar una solución apropiada. Pero, además, en el mismo proceso de decisión, asumiendo ya que las premisas son buenas, también entran en juego condicionantes emocionales, circunstancias de urgencia en la toma de decisiones, situaciones de incertidumbre, limitación de recursos, ámbitos sociales particulares, etc. Lo que quiero subrayar es que, una vez que se tienen los conocimientos adecuados, la decisión no es automática, hay que aprender a tomar buenas decisiones. Hay, por tanto, dos momentos en los que entran en juego cualidades personales: la elaboración del conocimiento y la toma de decisión.

En las primeras olas de la pandemia del COVID se dieron muchos casos en los que no era sencillo tomar decisiones de tratamiento: faltaba evidencia sobre la eficacia de los tratamientos y sobre los factores pronósticos, había una gran limitación de recursos, los profesionales estaban exhaustos... Cada decisión clínica aglutinaba el conocimiento acumulado, la experiencia adquirida y la capacidad personal para conjugar las expectativas de éxito con los recursos disponibles, en un clima de fuerte impacto emocional. El factor humano fue decisivo en la toma de decisiones.

El razonamiento clínico que precede a la decisión comienza con el análisis de la diversidad de problemas y circunstancias, se sigue de una síntesis integradora de todos ellos y concluye en un juicio clínico en forma de diagnóstico y decisión de tratamiento. Este proceso lógico se acompaña también de una parte intuitiva, pues a base de tomar decisiones se establecen ciertos automatismos, que no son otra cosa que una facilidad adquirida para decidir de manera inmediata ante problemas concretos[26]. La intuición clínica (lo que se conoce habitualmente por el *buen ojo clínico*) combina el razonamiento científico y la experiencia personal. La experiencia (repetición de decisiones) es un valor añadido en medicina y sin ella es difícil alcanzar la capacidad

---

26   Cfr. Croskerry, P. A universal model for diagnostic reasoning. Acad Med ;84: 1022-1028; 2009.

para el buen juicio clínico. Este hábito consiste en una observación crítica aguda, un análisis lógico seguido de una síntesis rápida, y es capaz de hacer una valoración equilibrada de todos los elementos en juego y las posibles alternativas. Esta cualidad facilita relacionar observaciones empíricas obtenidas a través de los sentidos con sentimientos afectivos internos, emociones y cogniciones racionales aun no consciente[27]. En mi opinión, esta capacidad intuitiva, aunque es un tipo de conocimiento, va más allá y se relaciona con lo que hemos llamado prudencia, porque requiere de una serie de hábitos personales que no se limitan a los mecanismos cognitivos.

El juicio clínico, sabiduría práctica o prudencia: qué pasa, qué hay que hacer y cómo hay que hacerlo

He querido detenerme un poco más en diseccionar los componentes internos del conocimiento práctico de la medicina porque es lo que permite descubrir un aspecto genuino de la identidad médica, que es la dimensión prudencial del ejercicio clínico. El juicio clínico –que es la síntesis y el núcleo de la práctica médica– se lleva a cabo en una galaxia de elementos, diferentes para cada acción clínica, que necesitan ser integrados. Esta capacidad de integración y decisión es lo que se entiende como prudencia y por eso se puede afirmar que el ejercicio clínico es sobre todo un ejercicio prudencial.

La prudencia en medicina, como mencioné más arriba, es la cualidad que lleva a actuar bien (de manera adecuada): no solo saber *cómo son las cosas* (el conocimiento científico), sino a *cómo actuar* (que tiene en cuenta cómo son las cosas). Articula los distintos hábitos de conocimiento que requiere la me-

---

27   Braude HD. Human all too human reasoning: comparing clinical and phenomenological intuition. J Med Philos. Apr;38(2):173-89; 2013.

dicina (ciencia, arte o habilidad técnica, razonamiento clínico, intuición, experiencia clínica) con las cualidades necesarias para actuar correctamente en un momento concreto (compasión, integridad, honestidad, justicia, templanza, fortaleza, etc.).

La sabiduría práctica en medicina –sinónimo de la prudencia y del buen juicio clínico– integra conocimientos generales con circunstancias particulares, armoniza la variabilidad de elementos clínicos, técnicos y humanos. Todo ello para tomar la mejor decisión clínica.

Pero tiene una función más, que no es pequeña. El núcleo de este libro es descubrir que el ejercicio de la medicina es un viaje en el que se va forjando una identidad, una integración entre lo que somos y lo que hacemos. Vamos vislumbrando que en el ejercicio de nuestra profesión entran en juego cualidades personales de gran calado, que también es necesario articular, saber qué peso ha de tener cada una en cada momento. Por ejemplo, habrá que plantearse cómo conjugar la honestidad con la compasión a la hora de informar a un paciente: esto supone transmitir información precisa, pero de una manera que tenga en cuenta sus sentimientos y opiniones. Habrá pacientes con los que convenga ser más claro y otros con los que sea más adecuado cuidar el modo y los tiempos de la comunicación. Y esto ocurre con todos los hábitos personales que concurren en la práctica médica. Un profesional con sabiduría práctica sabrá reconocer las virtudes relevantes y juzgará correctamente cómo expresarlas de manera adecuada en cada caso, ser receptivo a posibles cursos de acción y ser reflexivo en su manejo de la situación[28]. La prudencia, por tanto:

---

28   Arthur J, Pearl S. Character in the Professions. The Jubilee Centre Framework For Virtue-Based Professional Ethics. Research report. Jubilee Centre for Character and Virtues. University of Birmingham. https://www.jubileecentre.ac.uk/wp-content/uploads/2023/08/Framework_Virtue_Based_Prof_Ethics.pdf, consultado el 2 de enero de 2024.

1. Facilita aplicar el conocimiento general a la situación particular.

2. Tiene en cuenta la finalidad del acto médico (no solo la mejor solución técnica, sino la mejor práctica médica, que es algo mucho más amplio como veremos a continuación). Por ejemplo, ante un dolor abdominal, el buen clínico llega a la conclusión de que es un cólico biliar e instaura un tratamiento que revierte el episodio. Pero va más allá y tendrá en cuenta también las circunstancias del paciente (físicas, personales y sociales, qué influencia puede tener la enfermedad en la vida de ese paciente, etiología o causas subyacentes, etc.), pues pueden ser determinantes para elegir el abordaje terapéutico y para establecer las estrategias de prevención secundaria.

3. Modula el ejercicio del resto de cualidades personales que se requieren en el acto médico. Es el equivalente al "buen juicio" y sirve para evaluar el peso relativo de distintas virtudes que compiten y determinar cómo integrarlas.

La prudencia es la capacidad de "leer" una situación y ver qué es lo más importante, qué es lo central. Ofrece, así, una especie de mapa o de guía, un GPS, para identificar qué es lo importante en un contexto clínico, qué se necesita para actuar correctamente. Además, tiene una función reguladora de las emociones que surgen en el momento de tomar una decisión médica. En definitiva, integra, modula y orienta en la complejidad: qué es lo conveniente aquí y ahora, y empuja a acometerlo[29].

Es interesante destacar que la prudencia no garantiza la certeza. La prudencia facilita decisiones clínicas razonables y adecuadas, en lugar de ciertas. Esto hace que diferentes cursos de acción

29   Arthur J, Kristjánsson K, Thompson A. The Jubilee Centre Framework For Virtue-Based Professional Ethics. Research report. Jubilee Centre for Character and Virtues. University of Birmingham. https://www.jubileecentre.ac.uk/userfiles/jubileecentre/pdf/Framework_Virtue_Based_Prof_Ethics.pdf, consultado el 2 de enero de 2024.

puedan ser válidos, aunque puedan parecer muy diferentes. Reconoce la desazón de tener que elegir en circunstancias complejas, pero permite afrontar la complejidad y la incertidumbre de manera que nos aproximemos lo más posible a lo más adecuado para un caso concreto en unas circunstancias particulares. Me parece que este aspecto es importante, porque una de las mayores dificultades que tienen los médicos jóvenes es el manejo de *la incertidumbre*. Buscan control y la falta de certeza les genera inseguridad. Entender cómo actúa la prudencia en la toma de decisiones es un buen antídoto contra la inseguridad que causa la incertidumbre.

La prudencia en medicina tampoco es *casuística*. El estudio de casos ayuda mucho a desarrollar habilidades de juicio clínico, pero los casos no agotan la realidad clínica. Los casos son un método, mientras que la prudencia es un hábito. La prudencia, por lo tanto, no es un algoritmo, pero permite evaluar las complejidades con mayor precisión y aproximarnos a lo que sería correcto. Requiere una visión del acto médico, un sentido o finalidad: qué se busca, qué finalidad tiene, qué beneficio clínico se pretende. Para ello se necesita competencia científica y técnica, pero también unas cualidades personales que hay que saber armonizar en cada caso: compasión, fidelidad a la confianza, honestidad, humildad, benevolencia, fortaleza...[30].

Decidir con prudencia da seguridad en la incertidumbre, permite una gran versatilidad para moverse con cierta facilidad en situaciones clínicas nuevas.

En este libro hablamos de qué es ser un buen médico y cómo llegar a serlo. La prudencia es necesaria para ser buen médico y ser prudente es una manera de ser. Es una cualidad que crece con el

---

30 Pellegrino, E.D. Phronesis: Medicine's Indispensable Virtue, pp. 84-93. En: Pellegrino, E.D. and Thomasma, D.C. (eds.), The Medical Virtues in Medical Practice. Oxford University Press, New York, 1993.

ejercicio de la medicina, pero queda en la persona. Además, como una de sus funciones es equilibrar la expresión de las demás virtudes necesarias para el ejercicio clínico, de alguna manera, el médico que crece en prudencia también lo hace en el resto de cualidades: se hace más compasivo, más honesto, más íntegro, más confiable... se hace mejor médico y se hace mejor persona.

Por cerrar este apartado y como mensaje final, me gustaría condensar sus principales ideas. La prudencia es una virtud – cualidad adquirida, facilidad que llega a ser connatural– intelectual y moral que dispone a elegir habitualmente lo que hay que hacer en una situación concreta. La prudencia en medicina se puede traducir por el juicio clínico, que es el hábito o disposición que nos hace fácil pasar del conocimiento a la práctica, saber qué es lo adecuado y la disposición de conseguirlo con las acciones correctas. Fortalece la competencia para leer objetivamente todas las circunstancias de una situación, confiere el buen juicio para deliberar y elegir lo más adecuado y facilita la capacidad para acompañar responsablemente las decisiones. Por eso, un enfoque basado en la virtud del carácter que fundamente el buen juicio de cada médico[31] ayuda mucho más en la buena práctica clínica que los protocolos clínicos y que las guías de normas éticas, porque permite enfrentarse con mayor seguridad y garantías a la riqueza y variabilidad de la realidad clínica. El juicio prudencial transforma el conocimiento médico en buena práctica clínica. Y, como veremos enseguida, cuando un médico desempeña bien su profesión repercute en su persona, y así, al desarrollarse en su trabajo va teniendo una vida más plena.

---

31   Darnell, C., Gulliford, L., Kristjánsson, K., & Paris, P. Phronesis and the knowledge-action gap in moral psychology and moral education: A new synthesis? Human Development, 61(3), 101–129; 2019.

El ejercicio de la medicina se articula en el juicio clínico. Para llegar a formularlo hacen falta conocimientos y capacidad de interpretarlos en unas circunstancias particulares, para tomar la decisión más adecuada posible. Ser capaz de responder a qué está pasando, qué hay que hacer y cómo, y llevarlo a cabo correctamente.

El conocimiento en medicina es teórico y práctico. La experiencia aporta un conocimiento vivido y favorece el hábito de la intuición clínica. La observación, el análisis de la situación y la capacidad de síntesis coherente desembocan en el juicio clínico y en la decisión terapéutica. Este proceso es específico para cada caso clínico e involucra a la persona completa.

La sabiduría práctica en medicina –sinónimo de la prudencia y del buen juicio clínico– integra conocimientos generales con circunstancias particulares, armoniza la variabilidad de elementos clínicos, técnicos y humanos. Todo ello para tomar la mejor decisión clínica posible. Es el hábito o disposición que nos hace fácil pasar del conocimiento a la práctica, saber qué es lo adecuado y ser capaz de acometerlo responsablemente (decisión) con las acciones correctas.

El juicio prudencial transforma el conocimiento médico en buena práctica clínica. Permite enfrentarse con mayor seguridad y garantías a la riqueza y variabilidad de la realidad clínica.

Ya hemos hecho algunas reflexiones acerca de en qué consiste la medicina, qué ocurre ahí dentro, qué les pasa y qué hacen sus protagonistas. Estamos en disposición de volver al propósito de estas líneas, es decir, a considerar qué es lo específico de la profesión médica y cómo se configura la identidad profesional.

LA BUENA PRÁCTICA MÉDICA

Una expresión bien asentada en el ámbito clínico es el de *buena práctica médica*. Todos entendemos que es lo esperable de un buen médico. La buena práctica clínica implica, en primer lugar, conocer y saber aplicar lo que la medicina basada en la evidencia ha determinado como la más adecuada indicación terapéutica (*gold standard*). Pero no solo eso. *Buena práctica médica* habla de competencia, de habilidad, de llegar a un juicio clínico adecuado y saber ponderar la mejor opción terapéutica para un caso concreto. Buena práctica clínica es *buen hacer* médico.

Reflexionar un poco sobre el concepto de *práctica* puede darnos muchas luces para entender qué es ser médico y, sobre todo, para entender qué es ser buen médico y cómo llegar a serlo. La práctica es la forma coherente y compleja de realizar una actividad humana cooperativa. Suele estar establecida socialmente y sigue modelos de excelencia que en gran parte la definen y que, al intentar seguirlos, se consiguen unos bienes propios de esa práctica[32]. Una práctica no es un mero conjunto de habilidades técnicas, aunque tengan un propósito unificado. Los bienes y fines a los que sirve la habilidad técnica se transforman y enri-

---

32 Cfr. MacIntyre, A. Tras la virtud. Crítica, Barcelona, 2004.

quecen por la aplicación de las facultades humanas y en consideración de los bienes internos que definen la práctica.

Pongamos un ejemplo –que como todo ejemplo es parcial y matizable– y después apliquemos este concepto a la medicina. Lanzar con destreza un balón no es una práctica, pero sí lo es el fútbol. Lanzar bien un penalti implica una habilidad técnica (cómo golpear el balón para que haga determinado efecto, qué postura adoptar para engañar al portero, qué carrerilla tomar para chutar con la fuerza apropiada, etc.) que, si se tiene y se ejercita bien, consigue un resultado concreto: un gol. Sin embargo, el fútbol es mucho más que tirar penaltis. El fútbol es una práctica en el sentido de que es una actividad compleja y cooperativa, no consiste solo en seguir unas técnicas, sino que requiere saber conjugarlas en función de las circunstancias concretas del partido (a veces hay que saber pasar, otras veces saber tirar a puerta, otras regatear, etc.). Se necesita visión de la jugada, hacerlo en equipo, leer el momento del partido, saber colocarse en el campo, etc. Además, hay unas reglas que se deben seguir y modelos de excelencia, *fair play*: saber pedir perdón ante una falta, obedecer al entrenador, ser agradecido con la afición, etc. El fútbol tiene unos bienes o fines de distinto rango: ganar un partido o un campeonato, generar fama y dinero, etc. Son fines o bienes legítimos, incluso necesarios para que se mantenga la práctica, pero no son los "esenciales". Hay otros más propios del fútbol, como crear espectáculo o un cierto arte, encarnar el espíritu de un equipo, generar afición... o simplemente, jugar bien al fútbol, con todo lo que eso significa. Si solo se dieran los primeros y se prescindiera de los segundos, tendríamos una práctica desvirtuada. Lo interesante es que los *buenos* jugadores, disfrutan metiendo goles o con el aplauso de la grada, pero, sobre todo, disfrutan *jugando bien*. Esa es una característica de una práctica, que se disfruta practicándola, y no solamente cuando se alcanzan ciertos resultados.

El ejercicio de la medicina también es una práctica en este sentido. Va más allá de unas meras habilidades técnicas, que son necesarias. Necesita entender la enfermedad y entender al enfermo. Comprender el problema clínico en su dimensión más amplia: fisiopatológica, personal y social. Y actuar en ese contexto más complejo, conforme a unos modelos de excelencia, siguiendo ciertas normas (protocolos clínicos, evidencia científica, consenso clínico, deontología, etc.), en relación con otros profesionales (médicos, enfermería, auxiliares de clínica, etc.). Además, la buena práctica clínica se va consolidando en el tiempo: tiene una tradición, una historia, se construye sobre la propia experiencia clínica y sobre la experiencia previa de muchos otros. La práctica médica comporta una relación, con los que la practican contemporáneamente y con los que nos han precedido, especialmente con los que elevaron el nivel de la práctica con sus méritos. Con esta mirada, se puede entender mejor que el fin de la medicina es la sanación del enfermo, pero esa sanación es mucho más que el resultado aislado del éxito de una técnica. Volviendo al artículo de JAMA que mencionaba al principio del primer capítulo, el experto cirujano puede coser con pericia la arteria radial seccionada de una joven que se ha intentado suicidar, pero la buena práctica médica le llevará también a hacerse cargo de la situación de la paciente, a tratar de conectar con ella y, aunque no sea capaz de hacer una intervención terapéutica desde el punto de vista psiquiátrico –no sería buena praxis, puesto que no tiene la competencia técnica adecuada– sí puede con su actitud transmitirle respeto y cercanía, que es una forma muy profunda de cuidado. Y si se quedara solo en el acto técnico –en nuestro ejemplo, con el agravante del desprecio formal por la paciente– habría hecho una estupenda cirugía, pero no una buena práctica médica.

Los bienes o fines propios de la medicina son los que se derivan del acto médico: la sanación del paciente (en su dimensión de curación o alivio y de cuidado) y lo que comporta la relación con el enfermo que hace posible la sanación: la confianza generada y el compromiso adquirido. Además, hay otros fines y bienes más inmediatos o "externos", algunos de ellos necesarios y todos legítimos: la satisfacción del paciente, el prestigio del médico, la ganancia económica, etc., pero que podrían también conseguirse sin una buena práctica médica. Lo importante es saber distinguir los niveles y establecer las prioridades. Si por los segundos bienes se sacrificaran los primeros, la práctica médica se desvirtuaría, dejaría de ser buena práctica (podría ser buena habilidad social, capacidad de relación con personas influyentes, buen servicio técnico, etc.).

En definitiva, la práctica médica requiere para su ejercicio de unas cualidades que mejoran al médico y al paciente de una forma más completa. La habilidad profesional es necesaria para la eficacia, pero la virtud se manifiesta en situaciones diversas –la práctica comporta complejidad y variedad de circunstancias–, a veces sin aparente eficacia. La habilidad técnica es útil, pero la sabiduría práctica es versátil. La buena práctica médica tiene una aspiración de excelencia que favorece el perfeccionamiento de la práctica y del que la practica. Es decir, el profesional de la medicina se hace mejor en el buen ejercicio de la práctica médica. Podemos afirmar que las virtudes son cualidades o disposiciones que mantienen la buena práctica médica y nos permiten alcanzar sus fines o bienes propios. Además, sostienen en la búsqueda de la excelencia. Será interesante, y el propósito de la segunda parte de este libro, explorar qué cualidades son necesarias para la buena práctica de la medicina.

La práctica médica es la articulación coherente de conocimientos, habilidades, actitudes y comportamientos que favorecen la sanación del enfermo. Es más amplia y compleja que la simple técnica o habilidad clínica, por los fines que persigue (el cuidado), la comprensión de la enfermedad, la dimensión humana del enfermo y del propio médico, y por los modelos de excelencia que genera. La buena práctica médica se verifica en el tipo de relación con el enfermo que hace posible la sanación: la confianza generada y el compromiso adquirido.

La práctica médica requiere para su ejercicio de unas cualidades que mejoran al médico y al paciente de una forma más completa.

Buena práctica clínica es *buen hacer* médico. La buena práctica médica tiene una aspiración de excelencia que favorece el perfeccionamiento de la práctica y del que la practica.

PROFESIÓN, PROFESIONALISMO E IDENTIDAD MÉDICA

En el lenguaje habitual está bien asumido que la medicina es una *profesión*. Sin embargo, pocas veces nos preguntamos por el origen y significado de esa palabra. Por profesión se entiende la actividad de personas que poseen un cuerpo de conocimiento; en nuestro caso, de un conocimiento científico específico. Las profesiones cubren una necesidad humana y social, tienen una especial orientación de servicio; el médico acude a restaurar la salud. Son actividades que subrayan, no tanto el conocimiento o la pericia como la *dedicación*. Además, hay una *profesión* pública: se declara (se profesa) públicamente que se poseen unos conocimientos que se ponen al servicio de unas necesidades de otros. Ese compromiso adquirido es conocido socialmente. Por eso, existe un reconocimiento social de esas profesiones que lleva a regular su acceso, su aprendizaje y su ejercicio. Estas características se dan en la medicina, en la abogacía, en la enseñanza, en el ministerio religioso, en el ejército… Son profesiones clásicas que se han denominado así –en contraste con otras ocupaciones laborales–, por las especiales necesidades humanas que cubren, la formación específica que requieren y las actitudes personales que exigen. La profesión médica se caracteriza especialmente por la peculiar relación que se establece entre el paciente y el médico: enfermedad, conocimiento y dimensión personal.

La profesión médica tiene dos momentos. Uno es el de la declaración pública de que se poseen unas competencias y que se ponen al servicio de los enfermos. Este momento se escenifica en muchas facultades de medicina con el juramento hipocrático o alguna adaptación. Y también con el título oficial que acredita una competencia y una capacitación para ejercer. Pero el momento fundamental es el que se da en cada encuentro con el paciente: La segunda forma en que la profesión se "declara" está en el encuentro diario con los pacientes. Cada vez que un médico atiende a un paciente y le pregunta "¿Qué puedo hacer por ti?, ¿qué es lo que está mal, ¿cuál es el problema?". Él o ella profesa (se compromete a) dos cosas: una es la competencia (es decir, tener el conocimiento y habilidad para ayudar) y la otra es el uso de esa competencia en el mejor interés del paciente. Esta "profesión" o compromiso, por su propia declaración, invita a la confianza. El médico promete voluntariamente que se puede confiar en él y asume las obligaciones morales de esa promesa[33].

Por eso, cuando se habla de conocimientos en medicina se hace referencia tanto a los conocimientos científicos como a las actitudes y comportamientos personales que requiere la práctica clínica. Esta última dimensión ha sido objeto del llamado *profesionalismo*. Mientras que el concepto de profesión subraya unos conocimientos específicos y la dimensión social de la actividad, el profesionalismo potencia los valores centrales compartidos por la profesión médica; va más allá de los conocimientos médicos y aborda esa otra dimensión igualmente necesaria para realizar bien la profesión, para ser un buen profesional de la medicina.

---

33   Pellegrino, ED. Professionalism, Profession and the Virtues of the Good Physician. The Mount Sinai Journal of Medicine, Vol. 69 No. 6; 2002.

No es este el lugar para revisar el desarrollo del profesionalismo en el ámbito académico y sanitario. Basta apuntar que surge como la necesidad de subrayar una visión más vocacional de la medicina que se había desdibujado como consecuencia de algunos efectos secundarios de la evolución del contexto social y del desarrollo de la técnica en las últimas décadas del siglo XX. El profesionalismo tiene un fuerte despunte –reflejado en publicaciones académicas, en declaraciones y consensos– a finales de los 90 y principios del año 2000[34,35]. Se definen valores centrales de la profesión y comportamientos que han de ser verificados en la práctica clínica. Se pone un especial esfuerzo en definir unas actitudes y, en un segundo momento, ser capaces de medirlas expresadas en comportamientos verificables[36,37]. Sin embargo, en pocos años se empiezan a detectar las limitaciones de estas propuestas que mueven a la aspiración pero en la práctica son poco realistas, al menos por su falta de presencia en la vida real de médicos e instituciones sanitarias[38]. La disociación detectada entre los postulados del profesionalismo y la realidad clínica se justificaba por los rápidos cambios en la tecnología, por las diferencias culturales y sociales, por la influencia de las instituciones, de las políticas sanitarias, etc.

---

34   ABIM Foundation; ACP-ASIM Foundation; European Federation of Internal Medicine. Medical professionalism in the new millennium: a physician charter. Ann Intern Med. Feb 5;136(3):243-6; 2002.

35   Medical Professionalism Project. Medical professionalism in the new millennium: a physicians' charter. Lancet. Feb 9;359(9305):520-2; 2002.

36   Jordan J Cohen. Professionalism in medical education, an American perspective: from evidence to accountability. Med Educ. Jul;40(7):607-17; 2006.

37   Disponible en: https://www.acgme.org/about/overview/mission-vision-and-values/ consultado el 2 de enero de 2024.

38   Association of American Medical Colleges. Medical School Graduation Questionnaire: 2016 All Schools Summary Report. July 2016.
Disponible en: www.aamc.org/download/464412/data/2016gqallschoolssummaryreport.pdf, consultado el 2 de enero de 2024.

Pero quizás se trataba, sobre todo, de un problema de enfoque: se hacía mucho hincapié en los resultados (acciones, comportamientos) basados en reglas y normas, muy apoyados en lo formal y en lo procedimental; se echaba de menos una mayor fundamentación en el desarrollo de hábitos, compromiso y crecimiento personal de los médicos. Los modelos de profesionalismo basados en códigos de conducta son útiles como guías de comportamiento, incluso sirven de motivación para considerar las opciones de conducta más virtuosas, pero no garantizan que los profesionales quieran actuar conforme a esos códigos. Su eficacia no radica solamente en el conocimiento de los códigos o en las lecciones formales de cumplimiento, sino en que los profesionales los asimilen como criterios propios de conducta, es decir, que los médicos desarrollen personalmente las virtudes que los códigos señalan[39].

Es en este contexto donde empieza a cobrar fuerza en la literatura médica académica el término de *identidad médica*. Para entender en toda su profundidad este concepto es imprescindible reflexionar un momento sobre lo que significa identidad.

La identidad es el núcleo íntimo de la persona, el lugar donde se integra el yo personal en su despliegue de actividad y relaciones. Es la capacidad que tiene el ser humano de unificar la fragmentación en la unidad de la persona. Soy capaz de reconocerme en mi niñez y en mi vida adulta, soy la misma persona, aunque haya cambiado en muchos aspectos; soy el mismo en casa y en el trabajo, incluso aunque no fuera coherente con mi forma de pensar o de actuar en un sitio y en otro; hay cambios a lo largo de mi vida y en los diversos ambientes en los que me muevo, pero soy el mismo.

---

39   Jubilee Centre for Character and Virtues. The Jubilee Centre Framework for virtue-based professional ethics: Jubilee Centre for Character and Virtues, University of Birmingham. Disponible en: https://www.jubileecentre.ac.uk/2996/projects/virtues-in-the-professions/framework-for-virtue-based-professional-ethics, consultado el 13 de septiembre de 2023.

Además, como seres libres, somos protagonistas y responsables de nuestras acciones: en ellas se refleja nuestra identidad y a través de ellas forjamos nuestra identidad. Hay una tendencia a la partición de la vida humana, como si nuestra vida se rompiera en piezas de vida en las que cada parcela tiene sus propias normas y modelos de conducta. La unidad de vida se rompe cuando se separa al individuo de los papeles que representa. Y esto genera frustración, porque se pierde el sentido, el propósito de lo que hacemos. Necesitamos asumir una finalidad, un bien unificador de la vida humana que trascienda los bienes limitados de las diversas prácticas que llevamos a cabo en nuestra vida: si no, caemos en la arbitrariedad o en la frustración. Un ejemplo contundente es la relación entre vida familiar y vida profesional. Es lógico que cada parcela tenga sus propios fines y sus modos de comportamiento. En los dos ámbitos expresamos y se configura nuestra identidad. Pero pueden estar integrados –y reforzar una identidad más rica– o ser fuente de conflictos –y tensionar nuestra identidad hasta fragmentarla–, todo depende de si hay o no un propósito que unifique y establezca prioridades. De ahí la fuerte conexión entre identidad e integridad, que se condensa en tener un único propósito de vida en el que se abraza lo personal y lo profesional.

La identidad permanece, pero se va forjando, la vamos forjando: con nuestras acciones y con nuestras relaciones. Porque unas y otras, *quedan* en la propia persona. El ser humano es un ser en relación[40] y el ser humano se va conformando con su actuar. Por eso, el contexto familiar y social es tan importante en la configuración de la propia identidad; las relaciones laborales también influyen sin duda en la formación de nuestra identidad. En paralelo, van dando forma a nuestra identidad el tipo de acciones que realizamos[41]: cuando estudiamos, aprendemos

---

40   Cfr. Polo L. La persona humana y su crecimiento. Eunsa, Pamplona, 1996.

41   Cfr. Aristóteles. Ética a Nicómaco. Alianza Editorial, Madrid, 2014.

(incorporamos a nosotros mismos esos conocimientos); cuando hacemos deporte, adquirimos mejor forma física; cuando realizamos actos de generosidad, nos hacemos generosos. También ocurre cuando llevamos a cabo acciones que nos hacen daño a nosotros o a otros: así, el que roba, se hace ladrón y el que miente, mentiroso...

Estas reflexiones, que pueden parecer teóricas, tienen su reflejo en la formación de la identidad médica. Como vengo insistiendo, en el acto médico convergen dos personas, en las que no es posible separar su dimensión "personal" de su rol con respecto a la enfermedad (enfermo o médico). En la medicina se da una fuerte conexión entre lo que coloquialmente llamamos vida personal y vida profesional. No solo por las implicaciones personales que requiere el ejercicio de la medicina –capacidad de comunicación, dedicación, conocimientos, habilidades– sino porque el médico necesita poner en marcha sus dimensiones más humanas en el ejercicio de su profesión: compasión y empatía, ayuda, compromiso... En el ejercicio profesional el médico también *se va haciendo* personalmente. Aumenta su capacidad de asumir responsabilidades; aprende a enfrentarse con los errores y a incorporar de una manera sana el sentido de la culpa; crece en fortaleza para resistir al cansancio, manejar la incertidumbre, no claudicar ante el sufrimiento ajeno o propio; va adquiriendo una mayor sabiduría práctica para tomar decisiones ponderadas; incorpora un mayor sentido de la justicia, en el uso adecuado de recursos, en el trato individualizado de los pacientes, en las relaciones interprofesionales; robustece la capacidad de dominio personal al afrontar los conflictos de intereses, el uso adecuado de la tecnología y de la información...

La identidad médica es el camino que se recorre para ir integrando conocimientos, capacidades, valores y comportamientos de un médico competente con la única identidad personal y los propios valores esenciales[42]. Es un proceso de crecimiento personal y profesional, al que se puede contribuir de manera decisiva en la educación médica. Ese proceso de formación de la identidad profesional médica comienza ya en la facultad de medicina[43] y crece a lo largo de la carrera profesional en el tiempo.

	Conocimiento	
	Necesidades específicas	
	Dedicación	
PROFESIÓN	Reconocimiento social y regulación	Conocimientos
	Compromiso	
	Comunidad	
PROFESIONALISMO	Valores centrales de la profesión y comportamientos	Actitudes
	Unidad personal	
	Sentido y propósito	
IDENTIDAD MÉDICA	Integridad e integración	Persona
	Crecimiento personal en las relaciones y en las acciones	

---

42 Holden MD, Buck E, Luk J, Ambriz F, Boisaubin EV, Clark MA, Mihalic AP, Sadler JZ, Sapire KJ, Spike JP, Vince A, Dalrymple JL. Professional identity formation: creating a longitudinal framework through TIME (Transformation in Medical Education). Acad Med. Jun;90(6):761-7; 2015.

43 Richard L Cruess, Sylvia R Cruess, J Donald Boudreau, Linda Snell, Yvonne Steinert. Reframing medical education to support professional identity formation. Acad Med. Nov;89(11):1446-51; 2014.

Me parece que se puede establecer un paralelismo entre la tríada "profesión – profesionalismo – identidad profesional" y la de "conocimientos – actitudes – persona". Son los elementos que propongo tener en cuenta en la formación de los futuros médicos y en la (auto)formación continuada de los médicos en ejercicio.

Concluyo esta parte recapitulando. La enfermedad rompe la condición de humanidad integral, porque desequilibra la armonía entre cuerpo y psique, distorsiona la propia imagen, limita físicamente, genera dependencia, reduce el ámbito del ejercicio de la libertad. El encuentro clínico genera una relación concreta de ayuda para restaurar la integridad humana. El médico, al asumir su condición, hace un acto de profesión y asume un compromiso que se traduce en actitudes y comportamientos. Y esto le va configurando, va generando una identidad profesional donde dialogan los valores esenciales de la medicina con los propios de la persona. Pienso que esto da verdadero sentido a la profesión médica, la dota de un propósito profundo. El propósito se ha definido como «un compromiso personal, voluntad y motivación para hacer un trabajo útil para el mejoramiento de los demás y de la sociedad, que mira más allá de los objetivos individuales u organizativos inmediatos»[44]. El propósito en el quehacer clínico confiere una sensación de cierta plenitud y se adquiere cuando se alinea el crecimiento personal con el profesional.

---

44   Arthur, J., Earl, S., Thompson, A., and Ward, J. *Repurposing the Professions: The Role of Professional Character: Initial Insights*, Birmingham: Jubilee Centre for Character and Virtues, University of Birmingham, 2019.

La profesión médica se manifiesta en el encuentro clínico. El conocimiento y la capacidad del médico se pone al servicio del paciente para remediar la enfermedad. Es una relación que, por su naturaleza, genera compromiso y tiene un reconocimiento social.

El profesionalismo subraya las actitudes y comportamientos personales que requiere la práctica clínica, los valores centrales compartidos por la profesión médica.

La identidad médica es el proceso por el que se va configurando armónicamente el desarrollo profesional y la propia personalidad, donde dialogan y se integran los valores esenciales de la medicina con los propios de la persona.

Una identidad médica madura y equilibrada da verdadero sentido al ejercicio profesional, lo dota de un propósito profundo.

Ya desde el principio, intuíamos que para ser buen médico hay que ser buena persona. Ahora lo tenemos más claro. Por eso, en las facultades de medicina deberíamos aspirar a dar los conocimientos médicos, a fomentar actitudes y comportamientos acordes con la profesión médica (profesionalismo) y a ayudar a los estudiantes a desarrollarse como personas en el ejercicio de su profesión (identidad médica). ¿Es eso posible? ¿Cómo podríamos hacerlo? Trataré de hacer algunas propuestas.

LA FORMACIÓN DE LA IDENTIDAD MÉDICA: CRECER COMO PROFESIONAL Y COMO PERSONA

Narrativa personal de la mano de otros

El corazón de este libro es la formación de la identidad médica. Un itinerario personal, en el que uno va definiendo y conociendo el sentido de su vida como médico, lo que aglutina y da color, profundidad y armonía a todo lo que hace. El itinerario de la construcción de la identidad médica es una búsqueda que arranca con el conocimiento propio y que sigue con el crecimiento de nuestra personalidad hacia un modelo de persona y de profesional al que se aspira. Nuestra vida es como una narración en la que es posible seguir un hilo conductor: nosotros mismos. La identidad personal exige una unidad del personaje y una unidad de la narración. Y en esa narración somos protagonistas, pero no actores solitarios, porque nuestra identidad médica se construye con otros y en las circunstancias concretas en las que vivimos. Pero en ese crecer con otros ha de haber un fin, un sentido compartido.

La profesión médica tiene un fuerte sentido corporativo porque, en la formación de mi identidad profesional, las historias de mis colegas son parte de la mía, tenemos narrativas interconectadas. En la práctica médica no es posible alcanzar en solitario las virtudes o cualidades necesarias para ejercer la profesión, porque la profesión se ejerce con otros y porque necesitamos modelos de excelencia en los que aprender esas cualidades. Podemos dar un paso más. Cuando analizaba el tipo de conocimiento que requiere el ejercicio de la medicina, decía que es un conocimiento heredado, que hemos recibido y que también transmitimos. Algo parecido mencionaba al hablar de la práctica médica: se va consolidando en el tiempo, por la aportación de los que nos precedieron y de la que nosotros hacemos a los siguientes. En este sentido, la identidad médica tiene un sentido histórico –se refuerza el sentido narrativo–, porque el pasado es parte de mí, es punto de partida de mis relaciones presentes. Soy en gran parte lo que he heredado, un pasado que está presente en mi presente. Soy parte de una historia. Este es un buen motivo para conocer la historia, en nuestro caso la historia de la medicina: para conocer lo que soy –construir mi identidad– necesito saber de dónde vengo[45].

Con todo lo dicho, me parece que se entiende que la identidad personal implica narración (historia o tradición, continuidad del personaje y unidad de vida), inteligibilidad (sentido, propósito) y responsabilidad (cada uno es protagonista de su propio itinerario, aunque lo recorra con otros).

Los ejes de la formación de la identidad son el conocimiento propio y el crecimiento personal. Una vía de crecimiento personal es el desarrollo de cualidades estables o virtudes, que se adquieren con el conocimiento, la práctica y la presencia de modelos de los que aprender a vivirlas.

---

45   Cfr. MacIntyre, A. Tras la virtud. Crítica, Barcelona, 2004.

El itinerario de la construcción de la identidad médica arranca con el conocimiento propio y sigue con el crecimiento y desarrollo de cualidades estables que nos hacen mejores, personal y profesionalmente. Este camino se recorre con otros, que nos han precedido y que nos acompañan.

Si la identidad está bien construida, en ese itinerario se reconoce al mismo sujeto a lo largo del tiempo y en las diversas facetas de su vida, protagonista en ese recorrido, que tiene un propósito o meta que le da sentido.

Acciones y relaciones: los dos motores de la identidad profesional

La formación de la identidad profesional es un camino personal que ha de recorrer cada estudiante de medicina, joven médico y profesional ya maduro. De manera sintética, se podrían reconocer dos motores fundamentales para esta marcha: las acciones y las relaciones. El ejercicio clínico consiste en *hacer* (la medicina es práctica, realiza acciones para la prevención, el diagnóstico y el tratamiento) y en *relacionarse* (con el paciente, pero también con los demás profesionales implicados en su cuidado). La identidad profesional se va fraguando con esas acciones y esas relaciones. ¿Y cuál es el papel de los docentes? Facilitar que los estudiantes y los médicos jóvenes tomen ocasión de esas circunstancias para crecer profesional y personalmente.

Hemos repasado el acto médico y las realidades humanas que lo componen: vulnerabilidad y dependencia, ayuda y confianza, compromiso. Estas realidades configuran en gran parte el *ser* médico. Y como hemos visto, tienen mucho que ver con *cómo somos* (o podemos ser) personalmente.

De manera sintética, y apoyado en lo dicho hasta ahora, propongo algunas ideas para ayudar a configurar la identidad profesional médica:

1. Entender y asimilar la vulnerabilidad y fragilidad propias de la enfermedad.

> Cuando se incorporan estas realidades se desarrolla la compasión y la empatía, el reconocimiento del valor de cada persona por lo que es y no solo por lo que tiene, se amplifica la capacidad de atender a la dependencia. Secundariamente, se estará en mejores condiciones de comprender más profundamente la calidad de vida, el concepto del cuidado y la atención integral a los pacientes.

> Pero, además, estos conceptos tienen su reflejo en el propio médico, que experimenta y puede entender mejor su propia vulnerabilidad y su dependencia –aunque de una manera distinta a como se experimenta en la enfermedad–, tanto en el ámbito profesional como en el personal.

> Es una ocasión para reflexionar sobre el papel de las relaciones personales para el crecimiento personal y construir relaciones maduras y de calidad. Las cualidades personales que estimulan ese tipo de relaciones repercuten en la colaboración interprofesional y también en los vínculos familiares y sociales.

> El contacto con el dolor y el sufrimiento requieren un adecuado equilibrio emocional: son oportunidades de aprendizaje para ser emocionalmente competentes, con una

integración armónica entre las ideas, emociones y comportamientos.

2. Reforzar la actitud de la ayuda en nuestras relaciones. Fomentar la vocación de servicio, condimentar el deber con la visión de la persona por quien se realiza, poner a disposición de otros los conocimientos y cualidades propias, valorar la gratuidad (no en el sentido pecuniario, sino en el de hacer cosas sin que exista una obligación de hacerlas), apertura a otros como paso previo a dejarse ayudar. Promover estas actitudes y reflexionar sobre las múltiples repercusiones que tienen en el tipo y la calidad de las relaciones interpersonales. De nuevo, esta dimensión del acto médico tiene efectos en el ejercicio profesional y en el crecimiento personal.

3. El ofrecimiento de ayuda refuerza la confianza. Las relaciones de confianza establecen entornos sociales saludables y seguros, en los que la persona se puede manifestar como es. En el ámbito de la medicina las relaciones de ayuda y de confianza tienen de por sí un efecto terapéutico, pero además generan compromiso. En otros ámbitos –familiares, sociales– la confianza genera vínculos sinceros que enriquecen a las partes. La confianza ayuda a reforzar el sentido de la confidencialidad (valora la intimidad propia y ajena, confiada al sentido del pudor), a considerar la sinceridad y el respeto recíproco de los valores personales, a examinar cómo actuar con mayor justicia y equidad.

4. El compromiso es una actitud acorde con el valor de la persona. El sentido del compromiso se puede desarrollar a lo largo de la vida. El ejercicio de la medicina requiere un alto nivel de compromiso que debe ser armónico con el conjunto de otros compromisos vitales o personales.

5. La práctica de la medicina necesita de un conocimiento que conjuga el razonamiento con la intuición clínica, que se sus-

tenta con el estudio y con la experiencia, que requiere el hábito de emitir juicios ponderados y tomar decisiones. Este ejercicio intelectual y de conductas, alimenta también la virtud de la prudencia (juicio y decisión) en los demás ámbitos de la vida.

El otro espacio significativo en la formación de la identidad médica es el de las relaciones. Ya hemos considerado algunas, pero me interesa subrayar que, cuando hablábamos de la profesión médica, decíamos que esa profesión se da en una *comunidad*. Es decir, hay algo común a todos los profesionales de la salud y es precisamente la dedicación a los enfermos. Los médicos adquieren un compromiso moral –y por tanto unas obligaciones– como individuos, pero también como un colectivo. Porque es un compromiso común a la profesión médica y porque es muy difícil llevar a cabo esa tarea en solitario.

El entorno profesional es, por tanto, de gran importancia en la formación de la identidad médica: la relación con los iguales y la relación jerárquica, la colaboración con otros especialistas y también con distintos profesionales que intervienen en la atención sanitaria. Estas relaciones no son espontáneas, sino que se establecen en ámbitos institucionales. Se necesita un entorno adecuado, no solo por la aportación de recursos materiales, sino por la conveniencia de contar con una estructura organizativa que facilite la cooperación orgánica de los diversos agentes sanitarios. Las instituciones sanitarias marcan un estilo en la atención de los pacientes, modulan la manera de hacer medicina. Por eso es tan necesario que se promueva la coherencia de los modelos y los valores vividos en la institución (*hidden curriculum* o currículum oculto) [46]. El estudiante de medicina empieza a vivir

---

46   Lehmann LS, Sulmasy LS, Desai S; ACP Ethics, Professionalism and Human Rights Committee. Hidden Curricula, Ethics, and Professionalism: Optimizing Clinical Learning Environments in Becoming and Being a Physician: A Position Paper of the American College of Physicians. Ann Intern Med. Apr 3;168(7):506-508; 2018.

en esos entornos desde sus años de carrera. Después pasa a ser actor principal durante los años como médico interno residente.

Mi propuesta es que en las facultades de medicina se fomente, de manera explícita y con metodología adecuada, la reflexión activa sobre todas esas *influencias*, se establezcan cauces para subrayar y compartir las experiencias que afirmen las mejores prácticas, y se dé la oportunidad a los estudiantes de un acompañante cualificado en este viaje (*mentoring*) que le ayude a interiorizar en la propia identidad personal lo que se va viviendo en el ámbito académico y profesional.

Algunos catalizadores de la identidad médica

Entender y asimilar la vulnerabilidad y fragilidad

Fomentar las relaciones de ayuda

Potenciar entornos de confianza

Revalorizar el sentido del compromiso

Estimular el ejercicio de la prudencia en la toma de decisiones

Enriquecer el sentido o propósito en la actuación profesional

Reforzar el sentido de comunidad

Coherencia entre valores y modelos vividos en las instituciones

Asesoramiento personal (mentor)

Acciones y relaciones con sentido, con un porqué y un para qué. Acciones que no son mero activismo; relaciones que no son inevitables interacciones con individuos que aparecen en nuestro entorno. Todos tenemos un impulso innato para encontrar significado y realización en nuestras vidas, y el enfoque que damos a nuestra profesión puede desempeñar un papel crucial en la forma en que damos cauce a ese impulso. La forma en que nos vemos a nosotros mismos en relación al mundo es un aspecto fundamental de nuestra identidad. Es precisamente aquí, en el propósito de nuestro trabajo, donde converge la identidad personal y profesional, que en el caso de la medicina se funde en una aleación especialmente intensa. En el diálogo entre los valores esenciales de la medicina y los valores propios de la persona es donde se acrisola la identidad profesional médica, donde se alcanza el florecimiento personal, entendido como el resultado del crecimiento armónico de las virtudes personales y profesionales.

La identidad médica se va configurando a través de lo que hacemos y de las relaciones que establecemos.

Refuerzan la identidad médica las acciones propias del acto médico: las que están orientadas a la ayuda, las que generan confianza, las derivadas del compromiso, las emanadas de juicios prudentes.

Enriquecemos nuestra identidad en relación con otros y la medicina es siempre con otros: con los pacientes y con los profesionales. La calidad de nuestras relaciones forja nuestra identidad médica.

El crecimiento personal en el ejercicio de la medicina

A partir de los elementos principales y genuinos de la realidad del encuentro clínico, se pueden desarrollar hábitos o *cualidades personales* que van quedando arraigados en la persona y moldeando su identidad. Además, será conveniente que el médico adquiera algunas *habilidades* que, aunque tengan un menor impacto en la definición de la propia identidad, favorezcan el ejercicio de esas otras cualidades más profundas.

Si el ejercicio de la profesión médica compromete personalmente al médico, se entiende que en ese ejercicio se puede crecer como persona. Queremos cuidar de nuestros pacientes y queremos ser felices cuidando a nuestros pacientes. La gran noticia es que no solo es posible, sino que solo podremos cuidar bien a nuestros pacientes si somos felices. Lo que lleva a una vida plenamente humana (Aristóteles le llamaba *eudaimonia*[47] y en el ámbito anglosajón se ha traducido por *human flourishing*) es el propio crecimiento personal. Los clásicos decían que eso se consigue siendo virtuoso. Si pensamos en el cuidado de nuestros pacientes, descubrimos que necesitamos esas virtudes para hacerlo como merecen, por eso, cuidándoles así mejoramos como personas.

Cuando pienso en lo que he aprendido de los pacientes, siempre me viene a la cabeza Hernán. Era un paciente especial. Silencioso pero elocuente, sabía hacer preguntas de fondo, a sí mismo y a otros. Congeniamos bien siendo muy distintos. Su caso era malo: una recidiva supraclavicular de un tumor epidermoide. Nos vimos con frecuencia a lo largo del tiempo. Después de una mejoría parcial con el tratamiento, vino la progresión. La masa empezó a infiltrar el plexo braquial y el dolor comenzó a ser difícil de controlar. En nuestros encuentros, en las conversaciones sobre la enfermedad y los tratamientos, se empezaron a intercalar con mayor frecuencia diálogos más profundos, preguntas

---

47   Cfr. Aristóteles. Ética a Nicómaco, I, 7. Alianza Editorial, Madrid, 2014.

con respuestas apenas incoadas y que buscábamos juntos. Cada visita era un reto para todo el equipo. Mucha gente involucrada: médicos y enfermeras, la psicooncóloga, Medicina Paliativa, Anestesia y Oncología. Llegaba Hernán y todos nos poníamos en marcha, como un conjunto de gotas de agua separadas atraídas por un potente aspirador. Fuimos agotando recursos terapéuticos: escaladas y rotaciones de analgésicos, intervenciones y bloqueos anestésicos, un seguimiento muy cercano... y una determinación firme de todos por intentar ayudarle. Y junto a la analgesia farmacológica y técnica, la analgesia del *sentido*. Un sentido que interpelaba el nuestro. Quizás por eso, un día me descubrí diciéndole sin haberlo pensado mucho: "Hernán, tu dolor nos hace mejores". Y era verdad, su presencia nos empujaba hacia arriba, a dar lo mejor de nosotros y a exprimir la ciencia y la experiencia para aliviar como fuera. Su dolor era más nuestro y por eso me parece que le cogimos tanto cariño. Y eso nos hacía mejores. Lo más sorprendente es que más tarde, en ese tramo final que todos recorreremos, me dijo que había merecido la pena y que había descubierto muchas cosas que buscaba. También él se había hecho mejor con nosotros.

Me parece una realidad especialmente atractiva: el crecimiento personal a través de la profesión médica. La práctica médica tiene en sí misma unos bienes internos (ayuda, compromiso, confianza, cuidado) que se alcanzan en la medida en que se desempeña con una serie de cualidades personales o virtudes necesarias. A la vez, su ejercicio supone de suyo una escuela de virtud, un motivo para crecer personalmente en busca de esos bienes intrínsecos a la práctica de la medicina[48]. Este enfoque va más allá de los esquemas deontológicos habituales, en los que las reglas y normas son las que marcan los mínimos de la buena práctica clínica, pero que no penetran en la realidad personal

---

48   Cfr. Macintyre, A. Tras la virtud, Crítica, Barcelona 2004.

del médico y dependen en gran parte de las cambiantes circunstancias externas. Si se admite la relación entre el buen hacer profesional y el buen hacer personal que requiere, el ejercicio de la medicina puede llegar a ser una escuela de virtud y una fuente de mejora de la persona (florecimiento)[49,50,51].

Cuando pensamos en las cualidades o virtudes necesarias para una buena práctica de la medicina, hemos de pensar en cualidades humanas que permiten alcanzar precisamente la finalidad de la medicina. Cualidades, por tanto, que tienen que afectar a la forma de conocer (como la capacidad de juicio), a la forma de actuar (como la diligencia o la fortaleza) y a la forma de ser (entre otras, honestidad, integridad, compasión, humanidad, justicia). La práctica médica se ejerce en relación con otros profesionales, por lo que también rigen virtudes como la veracidad, la amabilidad, la cooperación (trabajo en equipo) y la actitud de servicio e iniciativa (liderazgo). Las virtudes de la vida profesional en la medicina son muchas y la posibilidad de crecimiento personal enorme. Pellegrino las resume en dos: fidelidad a la confianza y beneficencia. También añade que "para alcanzar estos fines de la medicina, se requiere de ciertos rasgos de carácter del médico, como la compasión, la fidelidad a la confianza, la honestidad, la humildad intelectual, la benevolencia y el coraje o fortaleza"[52]. Otros han destacado algunos más[53.] Quizás, el hábi-

49   VanderWeele TJ. On the promotion of human flourishing. Proc Natl Acad Sci U S A. Aug 1;114(31):8148-8156; 2017.

50   Huber A, Strecker C, Kachel T, Höge T and Höfer S. Character Strengths Profiles in Medical Professionals and Their Impact on Well-Being. Front. Psychol. 11:566728; 2020.

51   VanderWeele TJ, McNeely E, Koh HK. Reimagining Health-Flourishing. JAMA. May 7;321(17):1667-1668; 2019.

52   Pellegrino DP y Thomasma DC. Las virtudes en la práctica médica, p. 182. Editorial UFV, Madrid, 2019.

53   Arthur, J., Kristjánsson, K., Thomas, H., Kotzee, B., Ignatowicz, A., and Qiu, T. (2015) Virtuous Medical Practice: Research Report, Birmingham: Jubilee Centre for

Cualidades, habilidades y conceptos derivados de los elementos del encuentro clínico

REALIDAD	CUALIDAD
VULNERABILIDAD	· Compasión · Compromiso · Capacidad de cuidar · El propio cuidado
AYUDA	· Generosidad · Desinterés (propio) · Beneficencia · Altruismo
CONFIANZA	· Honestidad · Fidelidad y lealtad · Pudor · Confidencialidad · Sinceridad · Justicia
COMPROMISO	· Integridad · Fortaleza · Excelencia profesional (competencia)
EJERCICIO MÉDICO	· Laboriosidad · Estudio · Prudencia (sabiduría práctica, decisión, acción) · Templanza · Responsabilidad

HABILIDAD	CONCEPTOS
· Empatía · Competencia emocional · Capacidad de observación · Comprender qué pasa · El cuidado de lo pequeño	· Dignidad: valor de cada persona · El cuidado · Dependencia · Desarrollo personal · Calidad de vida y bien del paciente
· Conocimiento propio · Liderazgo · Apertura · Manejo de conflictos · Negociación	· Relaciones humanas · Ayuda · Servicio
· Asertividad · Transparencia	· Intimidad · Respeto · Conflictos de intereses
· Equilibrio vida personal/ profesional	· *Burn-out* y *moral injury* · Propósito · Virtud · Florecimiento
· Atención · Curiosidad · Capacidad reflexiva y analítica · Capacidad de síntesis · Diagnóstico diferencial · Toma de decisiones · Manejo de la incertidumbre · Asunción del riesgo · Habilidad técnica · Trabajo en equipo · Interdisciplinariedad	· Razonamiento clínico · Experiencia · Intuición · Práctica médica

to más necesario para alcanzar la excelencia personal y profesional en el ámbito de la medicina es el de la prudencia, pues es la virtud que integra y modula a todas las demás.

Si tuviera que reunir en unos pocos fotogramas todo lo que hemos visto hasta ahora, podría quedar así. Enfermedad, ayuda, confianza y compromiso. Competencia y relación personal. Conocimientos, actitudes y persona. Buena práctica médica: técnica, práctica y virtudes. Por eso, cuando se enseña medicina es muy importante conseguir un aprendizaje integrado, con una gradación armónica de conocimientos, habilidades, actitudes y comportamientos. En educación médica el aprendizaje de conocimientos ha de ir acompañado del desarrollo del carácter.

La buena práctica médica tiene en sí misma unos bienes internos (ayuda, confianza, compromiso, cuidado) que se alcanzan en la medida en que se desempeña con una serie de cualidades personales o virtudes necesarias. Al mismo tiempo, el esfuerzo personal por llevar a cabo una buena práctica médica, desarrolla en nosotros esas cualidades.

Para hacer buena medicina hay que ser un buen médico. Para ser un buen médico hay que ser buena persona. Lo que hagamos por ser buenos médicos, nos hará mejores personas.

Character and Virtues, University of Birmingham. Disponible en: https://www.jubileecentre.ac.uk/wp-content/uploads/2023/07/Virtuous_Medical_Practice.pdf, consultado el 2 de enero de 2024.

EN POCAS PALABRAS

He intentado en esta primera parte explorar con cierto atrevimiento el corazón de la medicina. Digo con cierto atrevimiento porque hemos hablado de cosas muy personales: intimidad y confianza, ayuda y compromiso, fragilidad y virtudes. Hemos viajado de la fiebre a la felicidad, del fonendoscopio a la propia identidad. Demasiado atrevido.

Pero pienso que merece la pena descubrir qué tiene de especial esta profesión que cautiva, que hace gozar y sufrir, que entusiasma y quita el sueño, que transforma hasta convertirse en un estilo de vida. Quizás la clave está en ese momento tan especial que, de cotidiano, pasa desapercibido. Cada vez que nos ponemos delante de un enfermo se produce –o por lo menos, puede producirse– un encuentro singular, se crea un vínculo que compromete, en el claroscuro de la fragilidad y la ayuda, con el marco amable y exigente de la confianza. Una confianza que hay que ganarse y que pide correspondencia. Más allá de los códigos y de los contratos, está sellada con la rúbrica de la buena práctica médica, tres palabras que condensan muchas cosas. La combinación del arte y el buen juicio, de la habilidad técnica y de la sabiduría práctica. Conocimiento, razón y corazón, capacidad de análisis, intuición y experiencia, prudencia que acierta el qué, el cómo y empuja a hacerlo: ciencia a conciencia al servicio del enfermo.

Por eso la medicina forja identidades, modela las vidas de los que la profesan. La persona se hace mejor con el buen hacer médico. Es cada uno el que recorre el camino que va configurando y fortaleciendo su identidad profesional en armonía con su desarrollo como persona. Y todo esto se aprende de otros y se aprende con otros. En ese itinerario juegan un papel relevante la comunidad profesional y las instituciones, así como el entorno familiar, social y cultural.

Al empezar estas líneas hablábamos de las aulas, luego pasamos a la vida y quisiera ahora concluir volviendo a las primeras. Las facultades de medicina y los hospitales universitarios tienen un papel trascendente en la configuración de la identidad profesional. La universidad es como el seno materno donde se dan los primeros pasos de esta nueva vida, donde se puede generar el ambiente necesario para la educación del carácter, base del crecimiento personal y profesional[54].

---

54 Jubilee Centre for Character and Virtues (2016). Statement on Character, Virtue and Practical Wisdom in Professional Practice, Birmingham: Jubilee Centre for Character and Virtues, University of Birmingham. Disponible en: https://oxfordcharacter.org/uploads/files/Character-Education-in-Universities.pdf, consultado el 2 de enero de 2024.

¿CÓMO APRENDER A SERLO?

He mantenido que ser un buen médico es un viaje, una tarea que empieza en la universidad y se prolonga a lo largo de toda la vida. En la facultad nos enseñan medicina y nos deberían ayudar a poner las bases para ser médicos. Aprendemos de los que nos han precedido, porque han generado ciencia y buen hacer, y nos lo han transmitido. Vamos aprendiendo a ser médicos con el ejercicio de la profesión, que siempre es con otros. También aprendemos de otros a ser buenos médicos, son modelos en los que poder mirarnos. En nuestra profesión, aunque hay personas que tienen una dedicación específica a la docencia reglada, todos somos docentes. Porque nuestra profesión se hereda de otros y se ejerce en una comunidad. Aunque trabajemos solos en un centro de salud rural en el fondo de un valle, formamos parte de una corporación con estrechos lazos: lazos de conocimiento compartido y lazos de buena práctica médica común. En cada profesional pueden ver otros cómo se hace medicina y así aprender a ser médico.

En nuestro viaje, necesitamos de otros, pero somos nosotros los protagonistas. Nadie puede sustituirnos en la tarea de hacernos a nosotros mismos, como profesionales y como personas.

En esta segunda parte, me gustaría ofrecer algunas propuestas con un sentido más práctico. Pistas para esa tarea personal de aprender a ser médicos. Desarrollaré algunas de las cualidades esenciales de la medicina y desde ahí ofrezco algunas ideas para el propio aprendizaje y para la docencia. Me apoyo en la experiencia docente en una facultad de medicina que mencioné al inicio del libro.

A partir de los elementos esenciales del acto médico, he elegido seis cualidades que considero necesarias para la buena práctica médica en los términos que he procurado exponer en la primera parte. Se podrían añadir otras o sustituir alguna de las que se proponen, pero éstas siguen la línea argumentativa que he mantenido hasta ahora. La *competencia profesional*, requisito previo para poder ejercer la medicina. La *compasión*, como la puerta de entrada para ser capaces de detectar la necesidad del paciente y hacerla propia. El *compromiso*, como respuesta coherente a la confianza depositada. La *integridad*, desde la que es posible el compromiso que involucra a toda la persona. La *comunicación*, necesaria para establecer y mantener una relación de calidad con el paciente y el entorno clínico. El *liderazgo y trabajo en equipo*, porque solo es posible el cuidado si se hace entre muchos.

En cada cualidad sigo una secuencia de preguntas. Quisiera que fueran preguntas que se hace el lector y que va contestando personalmente en diálogo con lo que se propone en el texto. Porque el objetivo no es decir cómo hay que ser, sino provocar la reflexión sobre cómo soy, cómo esa manera de ser se refleja en mi trabajo y, en ese contraste, provocar resoluciones de aprendizaje y mejora. El esquema de preguntas puede servir para la reflexión personal y para actividades docentes. Las preguntas son:

¿De qué estamos hablando?

Comienzo con la descripción de la cualidad profesional que se propone, para especificar el marco conceptual. No trato de ser exhaustivo, destaco las ideas que me parecen más significativas. Como es lógico, cada cualidad admite desarrollos complementarios que cada uno puede llevar a cabo, también de acuerdo con el contexto clínico en el que se mueva, las características socioculturales de su entorno y el perfil de los interesados en acrecentar esas cualidades.

¿Qué se puede aprender?

Describo sintéticamente la propuesta concreta para el desarrollo de esa cualidad y la enumeración de algunos posibles objetivos de aprendizaje.

¿Cómo hacerlo?

Identificar mis necesidades

Propongo partir de las necesidades que se presentan en el ejercicio clínico: qué retos se me plantean en mi práctica médica en relación con esa cualidad. Detectadas las necesidades, se pueden ofrecer recursos docentes para elaborar una respuesta personal. Esas necesidades se pueden descubrir a partir de preguntas que se generan de forma explícita o implícita en la práctica clínica. En este apartado, planteo los extremos de un espectro amplio de posibles reacciones personales respecto a la cualidad planteada. Fuerzo las afirmaciones, con posiciones extremas, para facilitar que los participantes encuentren un espacio suficiente en el que poder situarse personalmente respecto al tema tratado. A veces, expongo las posiciones personales como preguntas con respuestas alternativas y totalmente divergentes, o también como proposiciones disyuntivas. A partir de ellas, se puede intentar buscar un punto donde estar más cómodo, procurar responder a las preguntas y analizar diversas respuestas con distintos recursos docentes. Con esas preguntas o afirmaciones no pretendo hacer una propuesta de qué es mejor o peor, sino de ayudar a pensar sobre nosotros mismos, cuál es mi perfil o tendencia natural respecto a esa cualidad, en qué me puedo apoyar y qué noto que me puede faltar o me interesa moderar. En definitiva, el objetivo es identificar necesidades, que pueden ser conocidas o no ser muy conscientes de ellas, y así buscar recursos para afrontarlas.

Experiencias docentes

Se ofrecen algunos recursos que han demostrado su eficacia en algunas experiencias docentes.

Mensajes claves

Es una síntesis de lo que me gustaría que quedara.

De qué estamos hablando	
Qué se puede aprender	Descripción docente
	Objetivos docentes
	Conceptos que conviene desarrollar
Cómo hacerlo	Identificar mis necesidades
	Experiencias docentes
Mensajes claves	

Competencia profesional, el requisito indispensable

La competencia profesional es el cimiento del edificio de la profesión médica. La competencia se traduce en el trabajo bien hecho.

Cada vez que recuerdo mis primeras guardias de urgencias, vuelvo a sentir un vacío en el estómago. La inseguridad era absoluta. Se habían borrado de mi memoria los elementos básicos de cualquier diagnóstico diferencial. Cualquier decisión era como lanzarse al vacío. Siempre he sido un poco inseguro: me gusta no tener cabos sueltos antes de dar un paso importante. Envidiaba a algunos de mis colegas, tan seguros, tan echados para adelante. Han pasado los años y esas sensaciones aún se asoman, aunque en otra medida y solo ocasionalmente. Esa manera de ser ha sido un revulsivo para estudiar con más constancia: al principio era como buscar un salvavidas, algo agónico; más adelante, incluso descansaba revisando artículos. El conocimiento me ha dado seguridad, la seguridad decisión y la decisión experiencia. Y la experiencia me dice que no siempre hay certezas, y que hay que hacer lo mejor dentro de lo posible, aunque queden cabos sueltos.

¿De qué estamos hablando?

Competencia profesional y conocimiento científico

Competente es el que es capaz de responder de manera adecuada a un requerimiento, el que es idóneo para hacer algo. En medicina, la tarea que se le pide al médico es responder al problema de salud del enfermo. Un problema de salud que, por ser del enfermo, abarca a toda su persona.

El primer requisito para poder ejercer la profesión médica es *saber* medicina. Es la materia prima a partir de la cual podemos ser útiles a nuestros pacientes. La tesis que venimos trabajando es que para ser buen médico hace falta algo más que saber medicina, pero saber medicina es el fundamento sobre el que se construye el edificio de nuestra profesión. Un médico que conozca a la perfección toda la patología, que acierte siempre en sus diagnósticos y sepa tratar con eficacia, si le falta capacidad de compromiso, no sabe comunicarse con el paciente, no es íntegro, trabaja solo o no es capaz de compadecerse de sus pacientes y les trata con frialdad... no es un buen médico. Pero tampoco lo es el que es amable, comprensivo, comprometido y coherente, pero no sabe medicina. El médico competente es el que conjuga las distintas dimensiones del ejercicio profesional.

La competencia profesional es *trabajar bien*. Trabajar bien en medicina tiene muchas manifestaciones y una de ellas es la necesidad de conocer con detalle los distintos aspectos de nuestra área de conocimiento. Un médico competente domina en profundidad la fisiopatología de las enfermedades que trata, maneja con facilidad las guías y protocolos de su especialidad. Pero, además, está al día de los avances continuos que genera la investigación clínica. El médico competente sabe mucho de lo suyo, pero tiene también un conocimiento suficientemente amplio de la medicina que le permita tener una visión global. Esto exige estudio y el estudio exige tiempo, un tiempo del que no se dispone.

Por eso la competencia profesional es una demanda constante, un reto siempre presente.

El médico competente se hace preguntas, porque la enfermedad nos cuestiona continuamente, y el buen médico se pregunta por el porqué de los problemas con los que se encuentra. Este es el germen de la investigación. Por eso, todo buen médico tiene una vocación investigadora. Algunos la desarrollarán con mayor dedicación y se materializará en publicaciones y aportaciones concretas. Otros fomentarán esa actitud en su práctica médica habitual, procurando hacerse preguntas y buscar sus respuestas y hacer así una mejor asistencia. La investigación es competencia porque es no conformarse con lo que no se sabe.

La competencia se adquiere. El valor del esfuerzo

Para saber medicina hay que estudiar medicina. Es algo que se adquiere. Esto mismo ocurre con muchas de las cualidades que necesitamos para ser médicos competentes. Dos ejemplos concretos. Para hacer una buena historia clínica y hacerse cargo de lo que le ocurre a un paciente, hay que hacer muchas historias clínicas… y en cada una, ver cómo puedo hacerla mejor. Para ser emocionalmente competente, hay que enfrentarse a nuestras propias emociones y a las ajenas, para identificarlas, comprender su significado y modular nuestra manera de reaccionar. Y esto no sale a la primera. Hay que superar la impresión de que uno es como es y que tiene las capacidades que tiene. Esto es así, pero hay una enorme posibilidad de crecimiento, en todas las facetas. Eso sí, requiere esfuerzo y constancia, hay que asumirlo. Pero las posibilidades de mejora y crecimiento personal merecen ese esfuerzo, de ahí viene la expresión "vale la pena". Un buen ejemplo de esta actitud se puede ver en los deportistas profesionales: son muchas horas de entrenamiento las que se necesitan para lograr las maravillas que consiguen en la práctica de su deporte. Merece la pena insistir en estas ideas a los médicos, quizás de modo especial a los más jóvenes, porque culturalmente hay una cierta tendencia a buscar resultados inmediatos y cuesta la motivación mantenida en el tiempo. Eso sí, cuando lo descubren, son imparables.

Las grandes cualidades se adquieren a base de poner esfuerzo en cosas más pequeñas, al alcance de la mano. La competencia profesional se construye y se refleja también en cuestiones formales: el modo de redactar un informe, la puntualidad en las reuniones, la claridad en las recomendaciones clínicas, el modo de explicar la situación de los pacientes en un cambio de guardia, atreverse a preguntar lo que no se sabe, etc. Son maneras sencillas y cotidianas de crecer en competencia.

Sabiduría práctica y toma de decisiones: análisis, síntesis, juicio y decisión. Errores

Una característica del ejercicio de la medicina es que se apoya en el juicio clínico y en la toma de decisiones. Contamos con la seguridad que ofrece del conocimiento adquirido (teórico y práctico). Además, hay protocolos y guías que ayudan en esas tareas. Pero también hay una realidad clínica muy rica, que no se ajusta completamente al conocimiento objetivo. Las situaciones clínicas son complejas: se necesita capacidad de análisis de los problemas y circunstancias, síntesis integradora y que jerarquice la multiplicidad de datos, establecer un juicio sobre lo que ocurre y tomar una decisión para afrontar los problemas. Por eso se dice que la medicina es un arte y lo característico de la práctica médica es la sabiduría práctica, es decir, saber cómo aplicar los principios generales a situaciones concretas. Saber hacer un buen juicio y tomar la decisión adecuada en cada caso es el núcleo de la competencia en medicina. Es el momento en el que convergen todas las características de un buen médico.

Es importante hacer una aproximación reflexiva sobre el modo de tomar decisiones. Aquí influye nuestra manera de razonar, que conviene conocer. Aparece también la necesidad de asumir la incertidumbre. Esto no es nada sencillo, porque estamos acostumbrados a solucionar problemas y a tener control de las cosas. Pero en medicina hay incertidumbre y hay que aprender a manejarla. También es muy interesante aceptar que algunos problemas clínicos tienen soluciones múltiples: esto implica ser capaz de contrastar nuestra visión con la de otros y aceptar que se pueden hacer bien las cosas de diferentes maneras, lógicamente, cuando esto es realmente así.

Por último, hay que destacar la presencia del error en medicina. Las fuentes de error pueden ser la falta de capacidad (limitación en los conocimientos o habilidades), la complejidad del caso (relacionado con lo anterior, pues puedo tener buenos conocimientos, pero no tantos como para solucionar un caso especialmente complejo) o la negligencia (poseo la capacidad de hacer algo bien, pero no lo hago bien voluntariamente, por acción o por omisión). Aunque fruto de un verdadero compromiso y competencia profesional eliminemos totalmente los errores por negligencia, siempre nos encontraremos con errores, porque somos limitados. Hay que saber reconocerlos –en su caso, también con los que los han sufrido–, analizar su causa, asumir la responsabilidad correspondiente y aprender de ellos. Conviene reflexionar sobre cómo nos enfrentamos a nuestros errores personales, pues suele reflejar cómo lo hacemos con los errores médicos.

¿Qué se puede aprender?

Descripción docente

El fundamento de la práctica médica es la competencia profesional. Ser competente en medicina es ser capaz de dar respuesta al problema del paciente. Para eso, el primer requisito es saber medicina. La medicina es muy amplia y está en constante desarrollo, de ahí la necesidad de fomentar el estudio y el esfuerzo por estar al día. Junto a los conocimientos, es imprescindible ser capaz de llegar a un buen juicio y tomar una decisión correcta: la medicina es el arte de tomar buenas decisiones clínicas. Y aquí es donde convergen las cualidades más personales que hacen al médico competente. La competencia, en sus distintas dimensiones, siempre puede crecer y es una responsabilidad personal. Al mismo tiempo, hay que aprender a convivir con la realidad de nuestras limitaciones, que se traducen, entre otras cosas, en la incertidumbre y en el error.

Objetivos de aprendizaje

1. Profundizar sobre el concepto de competencia y saber hacer una descripción de lo que significa ser un médico competente.

2. Reflexionar sobre las distintas facetas de la competencia médica. Asentar la importancia del conocimiento de la ciencia médica y su actualización constante como pilar fundamental de la competencia médica.

3. Descubrir estrategias para conseguir una formación continuada de calidad en un contexto de falta de tiempo, presión asistencial y conciliación familiar y personal. Fomentar una actitud de curiosidad en el ejercicio profesional que lleve a preguntarse por el porqué de los problemas, desarrollando así la capacidad de investigación.

4. Comprender que la competencia se adquiere y crece con el empeño personal, a lo largo del tiempo y partir de acciones concretas. Ilustrarlo con ejemplos de la práctica médica. Poner en valor la importancia del esfuerzo y de la constancia.

5. Describir cómo es un proceso de toma de decisiones. Explicar las fases de análisis, síntesis, juicio y decisión.

6. Reflexionar sobre las fuentes de conocimiento para la toma de decisiones: la evidencia en medicina, la experiencia clínica y la capacidad de decisión prudencial. Recapacitar sobre la incertidumbre y hacer pensar cómo nos enfrentamos a ella.

7. Estudiar la naturaleza y las causas de los errores médicos. Proponer maneras de prevenirlos, afrontarlos y aprender de ellos.

Conceptos que convendría desarrollar

Competencia profesional y competencia personal. Necesidad de *saber* medicina y estar al día. La competencia se adquiere: el valor del esfuerzo. Sabiduría práctica (juicio clínico) y toma de decisiones en medicina. La incertidumbre. Cómo afrontar los errores.

¿Cómo hacerlo?

Identificar mis necesidades

› Me ciño a mi horario de trabajo y no dedico tiempo a formación o estudio fuera de esas horas; la investigación es para otro tipo de personas que no quieran disfrutar de su tiempo personal. Al contrario, casi siempre prolongo bastante mi horario de trabajo para revisar casos, hacer cursos y estar al día de las revistas de mi especialidad, aunque sea en detrimento de mis relaciones familiares y sociales.

› Tengo conocimientos de mi especialidad suficientes para atender a la mayoría de mis pacientes, no merece la pena dedicar más tiempo a profundizar o aprender otras cosas. Por el contrario, habitualmente tengo la sensación de que no domino mi especialidad y estudio todo lo que cae en mis manos, pero esto me lleva a comprobar que es mucho lo que todavía no conozco y me genera inquietud.

› A causa de la abundante carga asistencial apenas tengo tiempo para acudir a sesiones clínicas; mis compromisos familiares y personales me limitan estudiar fuera de las horas de trabajo. Ante esta situación: ¿tiendo a sacrificar mi tiempo personal para compensar la falta de tiempo y formarme, o asumo que es imposible y me conformo con ir tirando?

› Los congresos solo me sirven para descansar y conocer nuevos sitios. Al contrario, cuando asisto a los congresos acudo a todas las sesiones que puedo, leo todos los *abstracts*, pregunto a los ponentes y trato de establecer contactos.

› Me cuesta mucho tomar decisiones, especialmente cuando el caso tiene varias soluciones y no se adapta a una situación típica contemplada en guías y protocolos. Al contrario, suelo decidir sin pensar mucho, guiado solo por la intuición.

› Manejo mal la incertidumbre, le doy vueltas a las decisiones que he tomado, pienso en las posibles consecuencias. O me ocurre lo opuesto, cuando decido algo, ya no le doy más vueltas ni reflexiono sobre ello, asumo que no controlo el resultado y no me preocupa lo que ocurra.

› No pienso mucho en los errores, son cosas que pasan, trato de que no se noten. Alternativamente, tengo un gran sentido de culpa cuando me equivoco, me cuesta asumirlo.

Experiencias docentes

› Una manera de aproximarse a esta cualidad es hacer pensar sobre qué se entiende por alguien competente. Una vez que se ha llegado a un cierto consenso con las ideas principales, se puede hacer el mismo ejercicio con lo específico de la competencia en medicina. Es interesante comprobar que salen aspectos muy variados y hay una gran presencia de cualidades personales cuando se piensa en un médico competente.

> Los modelos son una fuente de inspiración y una buena manera de profundizar sobre la competencia. Funciona muy bien poner algunos ejemplos de deportistas conocidos y hacer ver cómo han llegado tan lejos a base de mucho esfuerzo. También se puede recurrir a ejemplos de superación de personas que han pasado por situaciones difíciles (enfermedades, accidentes, etc.) y han sabido recomponer su vida y ser un referente de superación y buen hacer.

> Compartir experiencias sobre las dificultades que tienen los asistentes para estudiar y estar al día, así como poner en común algunos recursos para conseguirlo (estrategias personales en el uso del tiempo, fuentes y materiales de calidad, etc.).

> Se pueden escenificar, a través de casos, algunos comportamientos en los que se pongan de manifiesto conductas competentes y otras que lo son menos. Es una manera de aterrizar las ideas en realidades cotidianas del trabajo asistencial.

> La resolución de problemas complejos, con múltiples soluciones y en equipo, ponen de manifiesto el estilo personal en la toma de decisiones y permite analizar esos procesos. Se pueden usar casos clínicos o juegos diseñados con este fin.

> Describir diversos escenarios en los que se hayan cometido errores médicos de diversa categoría y gravedad permite analizar las causas, discutir cómo afrontarlos y cómo prevenirlos en el futuro. Merece la pena hacer una reflexión sobre las sesiones de morbi-mortalidad o de otras estrategias de evaluación del desempeño clínico.

Mensajes claves

Para poder ayudar a los pacientes como necesitan hay que ser competentes, es decir, estar capacitados para poder hacer bien ese trabajo. Esto implica, en primer lugar, saber medicina y estar al día. Además, hay que desarrollar nuestra capacidad de juicio clínico y decisión. Aquí es donde convergen las demás cualidades personales que también necesitamos para ser médicos competentes.

Compasión,
la puerta de entrada

*Motor de arranque del acto médico.
Permite captar las necesidades del enfermo
y generar el movimiento de ayuda.*

No paro de dar vueltas al caso de esa mujer. El pronóstico no es nada bueno... y con tres hijos pequeños. Me ha venido la imagen de cada uno de los míos. Y a pesar de todo, ha entrado en la consulta con una sonrisa serena: "por favor, haga todo lo que pueda... ellos me necesitan, por lo menos, por un tiempo". Llevaba yo una temporada a medio gas, con una cierta apatía, con una leve sensación de "más de lo mismo". También en casa estaba raro, mi mujer me decía que estaba como distante, que los niños lo notaban. La situación de esta paciente me ha tocado. Y con esa conmoción, una sensación agridulce: agria por la situación de esa paciente, dulce porque me ha despertado, porque otra vez me importa mucho: ella, mis pacientes, mi mujer y mis hijos.

¿De qué estamos hablando?

La compasión es una reacción personal ante el sufrimiento ajeno. No es simplemente una emoción pasiva, como podría ser la tristeza, sino que exige una decisión para "aceptar" personalmente el padecimiento del otro. De algún modo, se establece un vínculo, porque ese sufrimiento deja de ser solo de otro y comienza a ser parte de mí, aunque de otra manera. Compasión viene de "padecer con". Con este enfoque, se supera una idea negativa y peyorativa de la compasión, entendida como un sentimiento de condescendencia hacia el que sufre.

La compasión se genera ante la vulnerabilidad del paciente, precisamente en la relación que se establece con él. Si no hay relación, no hay compasión. La compasión del médico ante la fragilidad que genera la enfermedad mueve a la ayuda, a usar el conocimiento médico para tratar de aliviar ese sufrimiento. El paciente detecta ese movimiento de compasión y ayuda, y se siente a su vez inclinado a confiar en el médico. Esta dinámica es la que crea un vínculo especial que genera compromiso.

El médico debe proteger y respetar esa relación, y adecuarse a las necesidades del paciente. Para eso, necesita "hacerse cargo" de la realidad del paciente, ponerse en su situación, también en cómo éste percibe emocionalmente la enfermedad (empatía). Por eso se habla de compasión, porque el médico necesita, de alguna manera, "padecer con" el paciente o, al menos, hacerse cargo de su padecimiento, que puede ser físico, psicológico y moral. Al mismo tiempo, el médico ha de conservar independencia y objetividad para poder ayudarle. Conseguir ese equilibrio es una tarea siempre abierta.

Hacerse cargo de la realidad del paciente

La compasión en la práctica médica comienza con el reconocimiento de la situación de fragilidad del paciente. No solo de su cuadro clínico, sino también de cómo repercute en su esfera personal, familiar y social. Por este motivo, interesa reflexionar sobre la importancia de desarrollar la capacidad de observación y, a partir de elementos externos, saber entender cómo está el paciente. Esta actitud es propia de la persona y se puede llevar a otros ámbitos de nuestras relaciones. Algunos, por manera de ser, enseguida detectan cómo otra persona está viviendo una situación determinada. A otros, les puede costar más, pero es una actitud que se puede potenciar y llegar a crear un hábito que lo facilita. Para eso es imprescindible poner interés. Cuando algo o alguien nos interesa, somos capaces de hacernos cargo de muchas más cosas que si no hay interés. También se pueden desarrollar estrategias que facilitan hacerse cargo de la situación del paciente: entender los códigos de lenguaje, interpretar la comunicación no verbal (expresión, postura, vestido, entorno físico más inmediato, etc.), detectar el significado que pueden tener en el proceso de la enfermedad las relaciones más cercanas del paciente (tipo de relaciones familiares y afectivas, responsabilidades derivadas de ellas, entorno profesional, etc.).

Dejarse impactar, con un equilibrio adecuado

Hay emociones que no pueden dejar de sentirse, a no ser que se anestesie voluntariamente la sensibilidad. En función del carácter de cada uno, habrá que aprender a modular las emociones. En todo caso, la compasión, aun teniendo un componente emocional, va más allá, porque implica una decisión personal y comportamientos coherentes. En todo caso, el profesional de la medicina necesita aprender a modular la respuesta compasiva para que sea equilibrada y, sobre todo, para poder así ayudar al paciente. Como hemos dicho, compasión es "padecer con", pero no "padecer como". Algunos pueden tener la tendencia de distanciarse excesivamente para no ser arrastrados por el sufrimiento del enfermo y adquieren una posición neutra y fría, que no permite hacerse cargo y, por lo tanto, de ayudarle como necesita. Otros tienden a implicarse en exceso con el sufrimiento del paciente y pueden ser absorbidos, con una sobrecarga grande. Tanto distanciarse como implicarse en exceso puede perjudicar a la relación entre médico y paciente. Al médico le afecta negativamente porque la distancia le impide conectar y una implicación desproporcionada le puede desgastar. El paciente detecta ambos extremos, que le generan inseguridad o un exceso de dependencia. La tarea de encontrar el equilibrio adecuado es una tarea dinámica y que se va aprendiendo; hay que dar pasos hacia adelante y hacia atrás en función del paciente, del momento personal, de la manera de ser del médico.

La compasión tiene un movimiento hacia fuera y hacia dentro: la compasión hacia los demás también hace crecer la compasión hacia nosotros mismos; el cuidado personal facilita el cuidado al prójimo, ya sea en el ámbito laboral, social o familiar.

El bien del paciente: salud, calidad de vida y bien personal

La compasión es un motor de la actuación médica que empuja a aliviar el sufrimiento. Es interesante reflexionar sobre lo que nos mueve en cada caso concreto y hasta dónde llega cada tipo de motivación: la simpatía por el paciente, el interés del caso, la compensación económica, la compasión, etc.

La compasión está relacionada con el bien que se quiere conseguir en el paciente. Hay distintos niveles de bien para el paciente en términos de salud. Se puede analizar el concepto de calidad de vida y ver cómo puede ser distinto para el paciente que para el médico. Además, la percepción de calidad de vida cambia con el tiempo y con la situación clínica del mismo paciente, es diferente de un paciente a otro: lo que puede ser insoportable en un momento de mayor debilidad, se tolera bien en otras circunstancias; lo que pasa desapercibido en situación de salud, se puede valorar mucho más positivamente cuando llega la enfermedad; las circunstancias que estima un paciente son diferentes a las de otro paciente con la misma enfermedad, etc. Parte de la compasión es saber identificar qué es importante para el paciente y le alivia. El médico puede –además de mejorar los factores objetivos que incrementan la calidad de vida– ayudar al paciente a reordenar sus parámetros de calidad de vida de acuerdo a su realidad clínica y personal. Como se ve, el médico tiene la posibilidad de acompañar al enfermo a lo largo del itinerario de su enfermedad, le puede ayudar a interpretar lo que le va sucediendo y a ir adaptando sus expectativas y objetivos, sin sustituirle.

Una manera de crecer en compasión y favorecer al paciente es dar valor a los intangibles: aspectos poco cuantificables desde el punto de vista clínico, pero con gran potencial de alivio y bienestar. Para eso, es necesario conocer, elevar y potenciar los valores personales del paciente.

¿Qué se puede aprender?

Descripción docente

Se propone profundizar sobre el concepto de compasión en la práctica médica: qué significa y cómo determina la relación con el paciente. Se necesita fomentar una actitud compasiva para ser capaz de identificar las necesidades reales de los pacientes y poder establecer una verdadera relación terapéutica. Destacar la dimensión voluntaria de la compasión y sus consecuencias: posibilidad de desarrollarla y necesidad de equilibrarla para poder ayudar al paciente. Al mismo tiempo, conviene analizar algunos retos para ejercer una medicina compasiva en un entorno de eficiencia y limitación de recursos. Reflexionar sobre las diferentes motivaciones en la actuación médica, el componente subjetivo y dinámico de la calidad de vida y el valor de los intangibles para el bien global del enfermo.

Objetivos de aprendizaje

1. Analizar el concepto de compasión y cómo configura la relación entre el médico y el paciente. Encuadrar la compasión dentro de las características de la relación médico-paciente: vulnerabilidad, dependencia, ayuda, confianza y compromiso.

2. Comparar los conceptos de compasión y empatía. La compasión incluye emociones, ideas y comportamientos.

3. Explorar y desarrollar la capacidad propia para identificar signos de sufrimiento en otras personas, tanto físicos, como psicológicos, espirituales, familiares y sociales.

4. Reflexionar sobre el modo de enfrentarnos y asimilar el sufrimiento ajeno.

5. Destacar los aspectos positivos de la compasión: humanización, reconocimiento, comprensión, compromiso, actuación (acción de ayuda). Identificar también posibles efectos secundarios de una compasión mal enfocada: condescendencia, autocompasión, baja autoestima, agotamiento emocional.

6. Identificar los vínculos positivos que genera la compasión (confianza, admiración recíproca, dependencia equilibrada…) y los posibles vínculos negativos (dependencia excesiva, fobias, desconfianza…).

7. Profundizar sobre el bien del paciente, la calidad de vida y el valor de los intangibles. Considerar el papel del médico para conocer, elevar y potenciar los valores personales del paciente y para ayudar a establecer prioridades en función de la situación clínica.

Conceptos que convendría desarrollar

Características de la relación médico-paciente; vulnerabilidad y fragilidad; autonomía y dependencia; la ayuda; beneficencia y autonomía; empatía; compasión y objetividad; humanidad. Estudiar vínculos positivos (confianza, admiración recíproca, dependencia equilibrada...) y vínculos negativos (dependencia excesiva, fobias, desconfianza). El bien del paciente; la calidad de vida.

¿Cómo Hacerlo?

Identificar mis necesidades

> ¿Cómo percibo de manera habitual las necesidades de otras personas? No suelo darme cuenta, o más bien tiendo a identificarlas antes de que las compartan conmigo. Las percibo como algo que no tiene nada que ver conmigo o, por el contrario, mi reacción natural es asumirlas y hacerlas propias. Me sale de forma natural buscar una solución y les doy salida o, más bien, me sobrecargan porque me generan responsabilidad y agobio.

> ¿Cómo entiendo el sufrimiento y la vulnerabilidad? Reacciono de manera intuitiva alejándome para no sufrir o, lo que me ocurre es que tiendo a sufrir como sufre el que lo padece. Al tratar de aliviarlo, tiendo a buscar el modo de eliminar el sufrimiento o, en cambio, asumo que es del todo inevitable e intento encontrarle y darle un sentido.

> ¿Cómo conecto con las personas? Me es sencillo tratar con todo tipo de personas o, por el contrario, me resulta difícil y soy selectivo, ya que me condiciona bastante su modo de ser (carácter, situación social, valores, etc.). Soy capaz de establecer una relación significativa a pesar de las diferencias personales o, alternativamente, esas diferencias suponen una barrera que no logro sobrepasar fácilmente.

> ¿Cómo modulo mi compasión en situaciones no favorables y cómo afecta a mi percepción sobre la calidad de mi trabajo? Ante la falta de tiempo para atender un paciente (por presión

asistencial, por criterios de eficiencia, etc.). Con un paciente complejo (demandante o agresivo, con falta de conexión personal, cuando hay un clima de desconfianza, con un entorno familiar difícil). Cuando siento excesiva conexión emocional con el paciente (por tener un perfil personal similar, por resonancia afectiva por casos similares o cercanos, por tener relación familiar o afectiva, etc.).

› Tiendo a transmitir al paciente lo que pienso que es bueno o, por el contrario, me inhibo y dejo que él decida en todo, aunque yo piense que le perjudica. Suelo compartir mis valores personales con los pacientes o, me genera conflicto que pueda haber contraste entre sus puntos de vista y los míos y por eso evito las cuestiones personales.

› Me es sencillo descubrir aspectos de la vida que contribuyen a dar un sentido positivo a las cosas o, en cambio, me condiciona mucho que las circunstancias generales sean favorables o adversas.

Experiencias docentes

› Para analizar el concepto de compasión y llegar a una comprensión común, puede ayudar explorar las percepciones que tienen los alumnos sobre este concepto. La puesta en común y el análisis de las diferentes ideas entre los participantes facilita llegar a un cierre o conclusión comúnmente aceptada y de gran riqueza de significado.

› De lo general a lo personal. En ocasiones, se observan contrastes y diferencias entre la idea genérica que los participantes tienen sobre la compasión y cómo lo entienden cuando hace referencia a su persona: qué espero de otros cuando tengo una necesidad o sufro por algo. Es una reflexión que suma significado: permite ser más consciente de lo que se valora personalmente y se enriquece con la percepción de otros.

> La compasión es una cualidad personal que puede crecer. La compasión en medicina no es independiente de la que se tiene fuera del entorno profesional. Interesa hacer reflexionar sobre cómo es la compasión de los participantes en otros entornos de su vida.

> La compasión es contagiosa, se explica y se entiende mejor al verla en otros. Se pueden utilizar piezas de literatura que reflejen actos compasivos con diferentes manifestaciones, extractos de película o casos de ficción creados expresamente para la experiencia docente. En todo caso, hablar de compasión genera compasión y mostrar conductas compasivas invita a emularlas. Recalcar el efecto positivo que genera en uno mismo también ayuda a vencer las barreras cuando a uno le resulta difícil ser compasivo. Es un esfuerzo que tiene una recompensa muy satisfactoria.

> Distintas miradas para crecer en compasión. La realidad del paciente es muy amplia y distintas miradas la captan mejor. La visión de enfermería es un elemento clave y contar con su perspectiva en el estudio de esta cualidad parece imprescindible. El trabajo en equipo, la compasión compartida, enriquece esta cualidad y amortigua el desgaste emocional.

> Se puede hacer el ejercicio de pensar cómo somos capaces de hacernos cargo de las circunstancias de las personas con las que nos relacionamos a nivel profesional, familiar o social.

> Para incidir en la idea de poner interés en las personas y en las cosas, se puede diseñar un ejercicio de escucha activa, que estimule la atención sobre un tema indiferente que, en principio, no genera un interés especial o conexión personal. Así se puede experimentar cómo el interés se puede despertar con la propia actitud.

> No hay mejor manera de hacerse cargo de cómo vive las cosas otra persona que te lo cuente el protagonista. El testimonio de pacientes que relatan una experiencia de enfermedad y la conversación de los participantes con ellos abre horizontes insospechados en los estudiantes de medicina y médicos. Es una gran oportunidad para ver con los ojos del paciente y adquirir una sensibilidad difícil de alcanzar por uno mismo.

Mensajes claves

Desarrollar nuestra capacidad de compasión nos enriquece personalmente, permite hacerse cargo de las necesidades del paciente y ayudarle de manera competente y humana. La compasión crece con el conocimiento propio (cómo me enfrento ante el sufrimiento), con el esfuerzo de una observación reflexiva y con el interés por el paciente (incorporo sus necesidades).

Compromiso, el plato fuerte

Comprometerse es lo más humano porque significa darse. El compromiso genera vínculos significativos que enriquecen en dos direcciones.

Me viene a la cabeza aquél de clase de la facultad que siempre comentaba: "compañeros, que no amigos". Me hacía gracia su ocurrencia. Pero con el tiempo he comprendido con una cierta tristeza su significado. Han pasado 25 años y él no estaba en la sobremesa con nosotros, recordando nimiedades cargadas de significado, porque eran pequeñeces compartidas, trozos de vida común, que eso es ser amigos. Con los pacientes pasa lo mismo. A veces entran en tu vida hasta la cocina, se hacen parte de tus sueños, de tus alegrías y de tu angustia por no saber ayudarles. Otras te generan rechazo, que no es otra cosa que defensa de un castillo interior bastante vulnerable o un poco patas arriba.

¿De qué estamos hablando?

El compromiso es el tipo de relación más fuerte que se puede dar entre dos personas. Va más allá de lo acordado, incluso va más allá de lo justo, de lo debido al otro. El compromiso es una liberalidad por la que le digo a otra persona "cuenta conmigo". No es solamente te doy algo que yo tengo, sino que te doy a mí mismo de alguna manera. Como se puede entender, hay grados de compromiso, pero siempre comporta un salto cualitativo en la relación: no solo es dar algo, es darme. Por eso, no nos comprometemos con cualquiera ni por cualquier motivo. Me comprometo con mis hijos, con mis padres, con Dios, con un amigo, con mi país... Pero no lo hago con un vecino nuevo, con el de la tienda, con un taxista: con ellos soy amable, respetuoso, agradecido, les pago lo que les debo o les ofrezco mi ayuda, pero no me comprometo. Quizás, a base de trato, porque empezamos a compartir más cosas, pueda llegar a comprometerme, pero no así de primeras. ¿Qué hace que nos comprometamos? El compromiso es algo genuinamente humano, porque no es automático, no es instintivo, no responde a una necesidad: es algo totalmente libre y gratuito. Me siento movido al compromiso cuando la otra persona me confía algo; es decir, cuando pone en mis manos algo suyo como si fuera mío. Si lo que me entrega es algo más que algo muy querido –su cariño, su intimidad, sus esperanzas, sus dudas...– entonces, el compromiso es más fuerte, más profundo, porque me lleva a corresponder de una manera proporcional. Por eso podemos concluir que cuanto más personal es lo que se me ofrece, más me compromete.

El compromiso es el plato fuerte de la medicina, donde te juegas la estrella Michelin. Existen distintos modos de relación con el paciente: relación de estricto cumplimiento de servicios, adecuado compromiso y exceso de implicación. Pero siempre hay relación y la relación compromete, porque relacionarse es compartir: se puede compartir más o menos y a distintos niveles. La medicina llevada hasta sus últimas consecuencias genera relaciones de compromiso. No solo de contrato –servicios sanitarios acordados– sino de compromiso. El núcleo de ese compromiso es la vulnerabilidad del paciente, que la pone en nuestras manos con un acto de confianza: "me pasa esto y pienso que puedes ayudarme".

La confianza es una especie de salto en el vacío: porque va más allá de unas garantías verificables. Tengo elementos de juicio para pensar que puedes ayudarme y vas a hacerlo, pero, sobre todo, me fío. Confiar es un tipo de fe humana: no tengo certeza, pero tu persona –conocimientos, actitudes, comportamientos– me llevan a pensar que vas a hacerlo y por eso deposito en ti esta necesidad, esta carencia. La enfermedad es manifestación paradigmática de vulnerabilidad. Y la vulnerabilidad es algo íntimo, personal. Por eso, el paciente, al mostrar su vulnerabilidad y depositarla en el médico, está entregando una parte de sí mismo: no solo algo externo, sino personal. Y la respuesta natural es el compromiso. Cuando pregunto a un paciente "¿qué puedo hacer por ti?, estoy dispuesto a ayudarte", la relación que se establece va más allá de una relación de prestación de servicios, porque es una relación que nos implica personalmente. Es interesante destacar que una relación de compromiso nos hace mejores: porque nos lleva a dar lo mejor de nosotros mismos (no solo lo justo, lo mínimo) y porque nos hace partícipe de la otra persona (vivimos la vida de otros y eso amplía nuestra experiencia vital).

El compromiso con el paciente se puede fomentar, incluso en situaciones más complejas. Siempre podemos poner interés por la persona concreta. Interés que se manifiesta en cosas pequeñas en el trato, pero a las que damos importancia; en la competencia profesional porque ponemos más medios de los estrictamente necesarios, con un sano equilibrio, para intentar llegar a la excelencia y no solo al cumplimiento. El interés siempre depende de nosotros, podemos "ponerlo". Y con el interés por alguien surge siempre una relación más profunda. Cuando hay compromiso somos capaces de ayudar al paciente como él necesita, se diluyen los conflictos, se incrementa la satisfacción personal e incluso se crece como persona, porque hemos procurado dar más de nosotros mismos.

Confianza y confidencialidad. La intimidad

Hemos hablado de la confianza, que es el fermento del compromiso. La fragilidad y la entrega de la propia intimidad exige una confianza grande por parte del paciente. Pero la confianza no se impone, se gana. Se genera con una conducta coherente con lo compartido. La confianza es bidireccional: para generar confianza hay que ser confiable, coherente, veraz, honesto... Cuando un paciente deposita en el médico su confianza quiere decir que deposita en él algo muy suyo. La medicina es un salvoconducto que nos introduce en la intimidad de las personas y esa intimidad debe ser preservada, custodiada, respetada. Este el sentido de la confidencialidad en medicina. La intimidad es el núcleo de la identidad de la persona. Y el pudor es la puerta que abre y cierra desde dentro –el dueño es la persona– la propia intimidad. La intimidad es propiedad de la persona (del paciente): la comparte con quien quiere, no se le puede desposeer de ella. Por eso es necesaria una relación de confianza. En la práctica asistencial "se fuerza" el compartir la intimidad: exploraciones, historias clínicas en las que preguntamos sobre cuestiones personales, familiares, etc. Cuando no se respeta el pudor se violenta la intimidad, que es como decir que se agrede a la persona. Es un daño más doloroso que el físico, porque en medicina la intimidad está indefensa. Por eso, conviene limitar la manifestación de la intimidad a lo imprescindible para la actuación sanitaria. Esto exige respeto y delicadeza ante la intimidad del enfermo que se manifiesta en su cuerpo, en sus sentimientos, en sus valores, etc. La intimidad incluye la privacidad, pero la primera es mucho más profunda y amplia.

El cuidado integral

El compromiso es con la persona, no solo con una parte de ella o con algo externo. El compromiso en medicina se puede traducir por *cuidado* como actitud preferencial. El cuidado es mucho más que el tratamiento médico, que quitar una dolencia o resolver una patología. El cuidado es integral, porque es una actitud con la persona entera. Por eso conviene fomentar una visión holística del paciente: considerar al paciente como persona y tener en cuenta cómo la enfermedad también influye en la esfera psicológica, espiritual, familiar y social. El cuidado es integral y es global, es decir, requiere del concurso de diversos agentes sanitarios que lo ejercen con visión de conjunto y acciones específicas: especialistas, medicina y enfermería. El compromiso con el paciente es el motivo más poderoso para el trabajo multidisciplinar e interprofesional en medicina.

¿Qué se puede aprender?

Descripción docente

Descubrir por qué la relación con el paciente genera compromiso y profundizar en el significado y consecuencias de este concepto a nivel personal y en la práctica médica. La observación cuidadosa del encuentro clínico permite identificar la vulnerabilidad del paciente que pide ayuda al médico y confía en su respuesta. Esa confianza genera una reacción de compromiso por parte del médico que le lleva a implicarse personalmente en el cuidado del paciente. El compromiso promueve la excelencia y no solo el mero cumplimiento. Establece lazos fuertes con el paciente y su entorno que han de ser equilibrados para que el compromiso mejore a las dos partes y no se deteriore. En este escenario es fundamental entender el significado de la intimidad y el respeto que se le debe, especialmente al considerar la confianza de compartirla con el médico. Finalmente, conviene reflexionar sobre el sentido del cuidado integral, contenido genuino del compromiso, que requiere de una visión amplia y una competencia específica, en conjunción con otros profesionales de la salud.

Objetivos de aprendizaje

1. Mostrar modelos de relaciones humanas donde se manifieste el compromiso. Reflexionar sobre la propia capacidad de compromiso.

2. Explorar las causas o motivos que generan compromiso en la relación entre médico y paciente. Identificar manifestaciones prácticas del compromiso en la atención de los pacientes y algunos bienes que se derivan de este tipo de relación.

3. Reflexionar sobre el papel de la confianza en la relación con el paciente. Profundizar en las actitudes personales que generan confianza en la práctica clínica. Analizar circunstancias particulares que exigen la confianza: confidencialidad y acceso a la información, coherencia e integridad, competencia profesional, capacidad de comunicación, trabajo colaborativo.

4. Sensibilizar sobre el valor de la intimidad y su respeto en el ámbito médico. Identificar manifestaciones de las distintas facetas de la intimidad y fomentar actitudes adecuadas a cada una.

5. Descubrir el concepto de cuidado integral y analizar cómo se lleva a cabo: visión holística del paciente, el papel de enfermería, la práctica clínica interdisciplinar.

Conceptos que convendría desarrollar

Compromiso y sus consecuencias; qué es confiar, cómo se consigue y qué efectos tiene; la intimidad y su manifestación: consecuencias en la práctica clínica; la confidencialidad como respuesta a la confianza y garantía de que se mantenga; el paciente como persona: el cuidado integral.

¿Cómo Hacerlo?

Identificar mis necesidades

> ¿Qué fomenta o frena mi capacidad de compromiso con una persona? Tiendo a evitar el compromiso por miedo a que no perdure y sufra por ello o, por el contrario, suelo asumir como propios los problemas y causas de cualquiera. Mis relaciones de compromiso exigen una total adhesión entre mis planteamientos y los de la otra persona, o soy capaz de compromiso aunque haya valores con los que no coincida. Necesito mucho tiempo antes de asumir un compromiso o, al contrario, suelo precipitarme.

> ¿Cuáles son los principales motivos que me generan confianza en una persona? Tiendo a confiar o, al revés, me suele asaltar la sospecha. Me resulta fácil generar confianza, o me cuesta mucho crear ese tipo de relación. Cuando alguien me defrauda no soy capaz de volver a confiar o, por el contrario, busco maneras de recuperar la confianza hasta conseguirlo.

> En el entorno clínico, ¿pienso que infundo confianza a mis pacientes? Qué elementos de mi forma de ser y de trabajar generan más confianza. Qué me aleja de la confianza de mis pacientes: de mí hacia ellos, de ellos hacia mí.

> En la relación con el paciente tiendo a ser aséptico (establecer la mínima relación para el cumplimiento de sus requerimientos razonables) o, más bien, me implico demasiado y voy incluso más allá de la naturaleza profesional de la relación. Qué tipo de vínculos se generan en mi relación con los pacientes (vínculos positivos: confianza, admiración recíproca, dependencia equilibrada…; vínculos negativos: dependencia excesiva, fobias, desconfianza…) y qué actitudes o formas de ser los favorecen.

> En entornos clínicos donde no es fácil generar relaciones fuertes (primera consulta de un paciente, falta de tiempo, falta de información, consultas puntuales por temas muy específicos), ¿qué elementos me sirven para generar más compromiso con el paciente?

> ¿Qué valoro más de mi intimidad y de la intimidad de otros? Tiendo a mostrarme como soy con cualquiera y de primeras o, más bien, me cuesta descubrir mi intimidad y selecciono mucho a las personas con quien hacerlo. Cuando me pasa algo bueno, tiendo a difundirlo o, al contrario, prefiero quedármelo solo para mí. ¿Qué canales de comunicación utilizo para compartir cosas personales y qué tal me funcionan?: logro expresar lo que quiero y la otra persona lo entiende así o, más bien, detecto discordancias y malentendidos. Pienso en lo que transmito a los demás con mi aspecto externo o, en cambio, no le doy ninguna importancia.

> ¿Cómo protejo la intimidad de los pacientes? Me es fácil detectar aspectos que pueden afectar a la intimidad de los pacientes hasta el punto de limitar mucho la interacción con ellos o, por el contrario, no es algo a lo que doy mucha importancia y no suelo darme mucha cuenta, salvo cosas obvias.

> ¿Me limito al contenido de mi especialidad al tratar con mis pacientes o tiendo a buscar una atención más amplia? Intento buscar constantemente la implicación de otros profesionales para llegar a todas las necesidades de mis pacientes o, en el otro extremo, he desistido de contar con otros por la complicación real de falta de tiempo y de recursos. Necesito siempre trabajar en entornos colaborativos e ir más allá del motivo de consulta o, al contrario, me ciño siempre a la asistencia de lo que me corresponde estrictamente.

Experiencias docentes

> El compromiso es una palabra "fuerte" que suele asustar. Interesa desglosar de una manera participativa qué se entiende por compromiso, los grados de compromiso y cómo mantener un compromiso en el tiempo. Ayudan mucho las tormentas de ideas que se van agrupando y discutiendo entre los participantes. Se va descubriendo qué aspectos valoramos más del compromiso y se puede llegar a una idea mucho más rica y atractiva de la de partida.

> Puede haber una tendencia a pensar que el compromiso solo es posible cuando no hay dificultades (de comprensión del otro, de puntos de vistas, de conductas, etc.): interesa salir al paso de esta idea y ofrecer recursos en los que se muestra la fidelidad al compromiso a pesar de las dificultades y de las diferencias.

> Es buena experiencia aterrizar estos conceptos en la vida real: para eso, ilustra diseñar pequeños casos de la vida cotidiana. Por el contexto cultural, posibles experiencias y expectativas de los asistentes, merece la pena destacar el valor positivo del compromiso y su superioridad en la escala de la calidad de las relaciones humanas.

> Especialmente entre gente más joven se puede dar una cierta inseguridad: a veces por una baja autoestima fruto de una alta autoexigencia, otras por malas experiencias en la relación con personas, o por encontrarse en un ambiente profesional o social diferente del habitual. Cuando hay inseguridad es complicado que se genere confianza. Al mismo tiempo, experimentar confianza es una gran fuente de seguridad. Se pueden explorar estos aspectos a través de pequeños casos, anécdotas personales, narrativas de ficción, extractos de literatura o cine, etc.

> Suele darse, especialmente con el paso del tiempo y en entornos laborales con limitación de tiempo y recursos, una diferencia de sensibilidad entre el sentido del pudor del médico y el del paciente: nos acostumbramos. Por eso, interesa desenmascarar, con ejemplos claros, situaciones en las que se puede violentar o, al menos, no tratar con delicadeza la intimidad de los pacientes. Es una buena oportunidad para poner en valor aspectos más formales, explicando su significado y el efecto en los pacientes: forma de vestir personal, modo de hablar, maneras de preguntar, la importancia de la mirada, saber modular la relación física, el trato físico y visual del cuerpo del paciente, etc. Son detalles que generan confianza y traducen compromiso.

> Hay algunas patologías en el compromiso, tanto por exceso como por defecto. En todas se pierde el sentido o el objeto del compromiso, que es el paciente. Interesa reflexionar sobre el peligro que todos tenemos de caer en esas desviaciones del compromiso, cuáles son sus síntomas y cómo prevenirlos y tratarlos. Hay muchos recursos en la literatura que ponen de manifiesto la adicción al trabajo, la burocratización de la medicina y la evasión del paciente. Muchos de ellos desembocan o tratan de compensar un cierto desencanto por la profesión médica.

> Funciona muy bien hacer una aproximación teórica a partir de la discusión entre los participantes –por ejemplo, lanzar preguntar abiertas, que las comenten en grupo y después hacerlo conjuntamente– y pasar después al análisis de un ejemplo en el que salgan las ideas discutidas: un caso clínico, un fragmento de vídeo, un texto adecuado, etc. Los asistentes, especialmente si son estudiantes, valoran mucho los sucesos contados en primera persona por los docentes.

> Conviene abordar de manera monográfica el trabajo en equipo y el trabajo interprofesional en medicina. Sin embargo, en

este apartado, interesa incoar su importancia al hablar del cuidado integral del paciente. Como el cuidado es un término amplio y que puede quedar un poco lejos de la mentalidad del médico –está mucho mejor incorporado en enfermería– merece la pena afrontarlo como consecuencia inmediata del compromiso. Para que no se quede en concepto abstracto, es importante ilustrarlo con ejemplos ficticios o de la vida real en la práctica clínica. Pasarlo al lado personal –cómo me gustaría que me cuidaran en una situación de enfermedad determinada– facilita descubrir muchas facetas que tienden a pasar desapercibidas cuando pensamos en nuestra actuación médica ante terceras personas.

Mensajes claves

Las relaciones de compromiso son las más enriquecedoras humanamente, precisamente por la implicación personal que conllevan. Podemos mejorar nuestra capacidad de compromiso. La confianza que el paciente deposita en el médico genera compromiso y es en este tipo de relación donde se puede desarrollar mejor la profesión médica. El acceso a la intimidad del paciente obliga a un respeto delicado que se demuestra en la actuación clínica concreta. El compromiso se da con la persona, por eso la actuación médica genuina es el cuidado integral.

Integridad, garantía de la identidad

Integridad es la aleación firme y flexible entre persona y médico.
Es el catalizador de la identidad.

Mi madre siempre me decía aquello de "pobres pero honrados". Se sonreía, porque pobres, así dicho, tampoco es que lo fuéramos, pero el mensaje estaba claro: ser nosotros mismos, a pesar de los pesares. Me ha venido a la cabeza en muchas ocasiones: cuando una paciente agradecida quiso invitarme a cenar, aquella vez que me opuse a dar un alta no justificada para reducir la estancia media, cuando un laboratorio me pidió omitir unos resultados desfavorables en un artículo de investigación (total, poca cosa, eran datos secundarios, y me ayudarían a llevarlo a un buen congreso), cuando le dije a mi padre que le trataría otro colega, cuando pedí a mi jefa salir de las peonadas para estar más tiempo con mi hijo adolescente. Todo en el límite de lo correcto, sin argumento suficiente para una serie de corrupción sanitaria... sin mérito bastante para un lugar en el olimpo hipocrático..., pero noté el tirón en cada momento, temblé en cada una de esas decisiones. Y estoy bastante contento.

¿De qué estamos hablando?

La idea principal de la identidad médica es que para ser buen médico se necesitan actitudes personales y actitudes profesionales armónicas. La integridad es precisamente el equilibrio adecuado entre todas las facetas del médico como persona y como profesional. La integrad es la garantía de la identidad, lo que da unidad a todo lo que hacemos.

La integridad es coherencia entre lo que somos, pensamos y hacemos. La integridad es equilibrio entre lo profesional y lo personal, pero también entre nuestras ideas, nuestras emociones y nuestras acciones. Se manifiesta con uno mismo (ser íntegro es, en primer lugar, ser fiel a uno mismo) y en la relación personal (entorno profesional, familiar, social).

La integridad pasa desapercibida y se reconoce en el momento de la prueba, cuando hay un valor en juego o en el momento de fragilidad: decimos de alguien que es íntegro cuando lo ha sido a pesar de la dificultad, cuando ha permanecido firme en vez de claudicar. Se manifiesta en la adversidad, pero se construye con lo cotidiano, con lo que pasa inadvertido y muchas veces solo conocemos nosotros.

Integridad como equilibrio personal

Los clásicos decían que la labor más importante que tiene una persona es la del conocimiento propio. Es necesario, también para un ejercicio profesional saludable, saber si tiendo a funcionar más con la cabeza que con el corazón, si busco los resultados más que cómo llego a ellos, si necesito control o tolero la incertidumbre. Porque si me conozco entiendo lo que me pasa, especialmente en circunstancias más complejas. Y, además, puedo desarrollar aspectos de mi manera de ser y apoyarme en otros. Esto también es integridad, porque soy capaz de conocer y armonizar las distintas facetas de mi personalidad. La integridad me lleva a ilustrar mi inteligencia a través de la formación y del estudio, razonar y procurar entender. Me lleva a fortalecer mi voluntad para actuar según mis principios. Finalmente, me inclina a modular mis emociones, para que me ayuden a conectar con los demás y con mi entorno, pero no me arrastren o determinen mis actos.

Identificar y resolver conflictos de intereses

El otro gran ámbito de integridad es la relación con las personas. Son múltiples los motivos que nos pueden llevar a actuar en nuestra profesión. Importa conocer qué es lo que me mueve en mi actuar, porque influye en la calidad de lo que hago. Conviene diferenciar los motivos y las motivaciones; también si lo que es un medio lo convertimos en un fin. Pueden concurrir varias motivaciones lícitas (el bien del paciente, la carrera profesional, la satisfacción personal, la remuneración económica, el prestigio, etc.): la clave está en saber jerarquizarlas y saber por qué me muevo realmente en cada momento y qué es lo que toca. De hecho, debe haber un equilibrio entre el altruismo, el desarrollo personal y el propio interés en el ejercicio de la profesión médica, porque los tres elementos son necesarios. Lo que conviene es estar atentos a los primeros síntomas de algunas patologías de la profesión para prevenir o tratar: la "profesionalitis" (adicción al trabajo con desequilibrio del balance familiar y social), la burocratización de la medicina (protocolización, mercantilización, visión contractual de la medicina), la evasión (turismo científico, refugio en la producción científica desvinculada del bien del paciente).

En la práctica médica, surgen algunos conflictos de intereses ineludibles: la relación del profesional médico con la industria farmacéutica, la carrera profesional, el prestigio profesional, y posibles relaciones afectivas. Este tipo de relaciones no tienen por qué ser negativas: una buena relación con la industria permite el avance de la ciencia, conviene publicar nuestros resultados, es loable la participación activa en sociedades científicas, y lógico que surjan buenas amistades en el contexto profesional. La cuestión es saber equilibrar los distintos intereses para que no quebranten nuestra integridad, aunque sea con pequeñas fisuras: es decir, para que la naturaleza de las relaciones sea acorde –porque sean justas, coherentes, equilibradas, veraces, etc.– al fin de nuestro trabajo. Y en este ámbito hay que estar siempre recuperando la posición adecuada, porque a veces nos pasamos y otras nos quedamos cortos.

También en los vínculos que generamos con los pacientes se puede reforzar o lesionar la integridad. Hay pacientes con los que conectamos mucho personalmente, porque coincidimos en planteamientos vitales o en valores profundos, o por pura simpatía. Con otros, en cambio, puede haber una barrera de inicio derivada de alguna actitud o de algún prejuicio. En uno y otro caso, hemos de equilibrar ese vínculo para que no se cree una dependencia o una separación excesiva que pueda influir negativamente en nuestra actitud profesional.

Otra fuente de conflictos puede ser las diferencias entre algunos de nuestros valores personales y los valores de los pacientes: conviene explorar cómo se resuelven, encontrar un punto de balance entre la tolerancia, el respeto recíproco y la propuesta de lo que consideramos mejor.

¿Qué se puede aprender?

Descripción docente

Descubrir la integridad como el elemento unificador de nuestra conducta personal y profesional, garantía de una adecuada identidad médica. La integridad personal es la base de la integridad profesional: el conocimiento propio; el equilibrio armónico entre ideas, emociones y conductas; la coherencia entre lo que pensamos y lo que vivimos. Estas dimensiones tan personales tienen su traducción en el ejercicio clínico y conviene ejemplificarlo. La integridad también hace referencia a las relaciones: con el paciente y su entorno, con otros colegas, con la industria farmacéutica y otros proveedores de servicios. Se puede profundizar en el análisis de las diversas motivaciones en el ejercicio de la profesión médica.

Objetivos de aprendizaje

1. Reflexionar sobre el concepto de integridad personal y analizar algunas manifestaciones en el ámbito personal y de relación con otras personas. Mostrar su traducción en el ámbito médico. Considerar la conexión y equilibrio entre vida personal y vida profesional.

2. Ofrecer criterios y pautas que favorezcan un adecuado conocimiento personal y estrategias con las que armonizar las propias ideas, sentimientos y conductas.

3. Desarrollar la capacidad reflexiva sobre las motivaciones más habituales en el ejercicio médico, identificar potenciales conflictos de intereses y diversos modos de resolverlos.

4. Explorar posibles desviaciones en el enfoque de la profesión y mostrar ejemplos de excelencia.

5. Descubrir qué tipos de vínculos se pueden generar en la relación con los pacientes y discutir sobre su naturaleza y oportunidad, así como proponer estrategias de corrección si fuera necesario.

6. Reflexionar sobre cómo ser coherente con los propios valores personales y respetar los valores de los pacientes, también en caso de que haya diferencias o conflictos.

Conceptos que convendría desarrollar

Equilibrio y relación entre vida personal y vida profesional; conocimiento propio (rasgos de personalidad, integración de las emociones, madurez); vínculos; conflictos de intereses; valores personales y valores del paciente; patologías de la profesión.

¿Cómo hacerlo?

Identificar mis necesidades

> ¿Me comporto siempre del mismo modo, sin tener en cuenta los ámbitos y las personas concretas o, más bien, me condiciona mucho el entorno a la hora de expresarme y conducirme con naturalidad?

> En la manera de actuar o de juzgar las circunstancias, ¿me influyen mucho mis emociones o me mueve únicamente el sentido del deber? Entiendo habitualmente lo que siento y por qué lo siento o, por el contrario, tengo temporadas en las que me siento mal y no sé bien por qué.

> ¿Diferencio y separo completamente vida personal y vida profesional, o se ven muy afectadas una por la otra? En este sentido, soy muy estricto en respetar los dos ámbitos y no admito excepciones o, al contrario, se invaden constantemente la una a la otra.

> ¿Suelo tener motivaciones tan profundas que nunca las alcanzo o, al contrario, me mueve lo estrictamente práctico de cada momento? A la hora de afrontar mis ocupaciones me centro en el modo de hacer las cosas sin importarme si salen bien o mal; o, en mi caso, estoy más bien en el otro extremo, que solo me importan los resultados y son los que me producen satisfacción o frustración.

> A la hora de interpretar posibles conflictos de intereses: nunca admito recomendaciones, ni me intereso por familiares o amigos; o, más bien al contrario, si puedo favorecer a alguien de mi confianza lo hago, sin fijarme en otros requisitos, siempre que no sea claramente ilegal.

> Soy muy sensible a la crítica profesional y me influye en la relación personal, o más bien, considero que son planos totalmente diferentes y nunca tengo en cuenta cuestiones personales en la relación con los colegas.

> ¿Noto que me apego con facilidad a las personas o, al revés, me cuesta conectar con ellas? ¿Sé mostrar agradecimiento y aprovechar las cosas buenas que me da una relación, o lo que me ocurre más habitualmente es que me preocupa que una relación me condicione?

> ¿Me siento confortable con personas que no piensan como yo, o me incomoda contrastar mis puntos de vista? Si pienso que algo es bueno para una persona (estilo de vida, conducta, etc.), ¿me resulta sencillo transmitírselo, o me preocupa violentar sus preferencias? Sé mantener mis valores y criterios cuando la otra persona no los comparte o, más bien, prefiero plegarme a sus preferencias y evitar conflictos.

Experiencias docentes

> Para introducirse en el concepto de integridad, como es un concepto amplio y profundo y que interpela personalmente, viene bien hacer pensar sobre situaciones con poco impacto moral pero que ayuden a pensar sobre qué entendemos por integridad. Se puede poner algún ejemplo de cómo usar la información personal que nos da un amigo, qué opinión se tiene sobre recibir regalos de pacientes, discutir alguna escena en la que se den diversidad de pareceres sobre un determinado estilo de vida, etc. El trabajo en grupo y la posterior

discusión abierta fomenta esta reflexión y facilita expresar ideas que llevamos dentro.

› Es buena experiencia hacer una breve explicación de la realidad del *burnout*, como manera de analizar la naturaleza de las motivaciones y el modo de enfrentarse a las dificultades.

› Un ámbito que se presta a hablar de integridad es el de la investigación científica. Se puede reflexionar sobre cuestiones más claras, como la legitimidad o no de algunos tipos de investigación (por el objeto de la investigación o por sus métodos). Pero interesa también poner algunos ejemplos de circunstancias más habituales que pueden pasar desapercibidas sin una adecuada sensibilidad: sesgos en la inclusión de pacientes en un ensayo clínico, ajustes de la metodología para mejorar un resultado, potenciales conflictos de intereses por patrocinio y cómo evitarlos, etc.

› Se puede hacer un ejercicio de debate sobre pros y contras del apoyo de la industria farmacéutica en la práctica clínica. Para que no dependa solo de la capacidad de convicción de los participantes en el debate, interesa después hacer una discusión analizando los argumentos y clarificando ideas.

› Es muy valorado realizar un sencillo taller de "primeros auxilios emocionales": ofrecer pautas sencillas de autocuidado emocional, elementos básicos de conocimiento propio y estrategias sencillas de crecimiento y equilibrio emocional.

› Hay fragmentos literarios y cinematográficos que permiten la reflexión sobre muchos de estos conceptos, acercándolos a la realidad clínica.

› Los modelos que pueden ser fuente de inspiración y mejora tienen una fuerza especial para aprender los valores centrales de la medicina. Contar con el testimonio personal de un profesional que quiera compartir las motivaciones profundas de su ejercicio clínico a lo largo de los años es un privilegio y es bien valorado, precisamente por encarnar en una vida concreta valores grandes a los que aspiramos.

Mensajes claves

La integridad da unidad y coherencia a nuestra identidad médica. Permite el crecimiento armónico de la personalidad y un ejercicio profesional cada vez más excelente, lo que se traduce en una progresiva sensación de plenitud. La integridad hay que fomentarla a nivel personal (conocimiento propio, madurez emocional, unidad de vida) y a nivel relacional (vínculos saludables, relaciones de calidad, sinceridad y honestidad).

Comunicación, el espejo de la persona

La comunicación es la atmósfera en la que respira la relación con el paciente. Comunicar es hacerse presente en otra persona y hacerla presente en nosotros.

Me preocupa un cierto cambio de actitud con mis pacientes. Creo que antes era más sensible a que entendieran las cosas, me tomaba más tiempo y procuraba adaptarme. La verdad es que da mucha satisfacción comprobar que has conectado con el paciente, que nos entendemos. Pero creo que me he ido endureciendo y cada vez me cuesta más: la necesidad de completar la historia digital no me permite casi mirarles a la cara, me falta tiempo y suelo ir con retraso en la consulta, con la presión de la sala de espera. Además, hay pacientes realmente impertinentes o que no se sitúan... me superan. Tengo la sensación de ir trabajando como a paletadas: que pasen los pacientes, rápido, sin tiempo de pararme a pensar cómo están realmente. Me despertó del hechizo una anciana que vino a la consulta. De repente, con un movimiento ágil que no esperaba para su edad, me tomó con sus manos de mis muñecas y mirándome a los ojos, tras una pausa de silencio y con una sonrisa, me dijo: "escucha hijo, que estoy aquí, déjame que te cuente, necesito que me ayudes".

¿De qué estamos hablando?

Todos tenemos necesidad de comunicarnos, porque todos tenemos necesidad de relacionarnos. Y la medicina es relación. Una buena comunicación es la vía por la que discurre la relación entre dos personas y es el cauce de la relación con el paciente. Si no hay una buena comunicación la relación no se produce o es muy frágil. Mi manera de comunicar es mi manera de relacionarme. En la comunicación no solo transmito información, sino que me comunico a mí mismo. Y el otro me recibe con su manera de ser: es decir, de algún modo, me interpreta, me incorpora en su contexto, con su manera de entender, con su forma de ver la vida. Por eso comunicar es un acto tan humano. Y por eso se aprende y se perfecciona. No es una técnica, sino un reflejo de quiénes somos y de quiénes son los otros, con quienes nos relacionamos, con quienes nos comunicamos.

En medicina estamos acostumbrados a procesar mucha información: signos y síntomas, datos objetivos y subjetivos, imágenes, diagnósticos, pronósticos y tratamientos. Conocimiento acumulado que alimenta nuestra experiencia. Pero toda esta información es para otros y se transmite en un contexto de relación personal. Si no supiéramos comunicar sería acúmulo inútil de información, como un gran pantano que no consigue emanar el agua almacenada para dar de beber, para regar los campos o generar energía. Y el agua, cuando no corre, se estanca y se pudre. Cualquier relación, cuando la comunicación no es adecuada, se deteriora. Cuando es fluida y dinámica, se refuerza y enriquece.

Para aterrizar de manera docente este concepto tan amplio, puede ayudar abordar tres áreas frecuentes de comunicación en medicina: con el paciente, con los colegas de profesión y en el contexto público, puesto que los médicos tenemos una tarea social y en ocasiones hemos de dirigirnos a un público más amplio.

Comunicarse con el paciente

La comunicación con el paciente es la materia prima de la comunicación en medicina. Me gusta desglosar la comunicación con el paciente en tres facetas: qué se dice, quién lo dice y a quién se dice. Sin embargo, modifico este orden lógico y comienzo con el segundo elemento, *quién lo dice*. Porque antes de que digamos nada, ya decimos mucho. Con tu presencia comunicas, con tu actitud dices quién eres, con tu mirada generas confianza. Cada uno tiene su estilo de comunicación, porque me comunico de acuerdo a mi manera de ser: extrovertido o algo más tímido, risueño o grave, echado para adelante o más en mi sitio. No hay mejores o peores, se trata de hacerse al que está delante sin dejar de ser yo mismo: el arte de las siete y media, que nos vuelve a hacer mejores porque engrasa las articulaciones de nuestra personalidad. Y eso es lo que se llama autenticidad, una cualidad muy valorada y que genera confianza. Comunicas como eres, no como parece que eres, ni como quieres parecer que eres. Toda una tarea de aprender a conocerse y aprender a darse a conocer. La autenticidad no es pura espontaneidad, es equilibrio, es dominio y por eso soy capaz de modular –no anular– la parte más instintiva, la parte menos auténtica de mi manera de ser (enfados, tristezas, antipatías, prejuicios, miedos). Junto a nuestra manera de ser que se mejora, están algunas actitudes que podemos fomentar y refuerzan nuestra capacidad de comunicación: la escucha activa, el interés, la manifestación de la empatía. También ayuda mucho, y está en nuestra mano, lo que parece más formal: la postura, el lenguaje comprensible, nuestro modo de vestir, el aspecto personal. Son cuestiones que no son arbitrarias, ni convencionalismos vacíos, sino que modulan nuestra visión de nosotros mismos en el espejo de los otros. Algo muy físico que transmite algo muy personal es la mirada: el modo de mirar tiene una carga comunicativa tremenda, precisamente porque la mirada es una ventana a la intimidad, propia y ajena. La mirada comunica porque compromete. Si tuviera que condensar el quién lo dice, lo haría con una sola palabra: interés, que me importe la persona que tengo delante, entonces todo lo demás viene solo.

El *qué se dice* parece la clave de la comunicación. El reto es saber transmitirlo, el cómo se dice, sin que se adultere, pero acorde al que lo transmite, al contexto o al que lo recibe. Por eso el qué se dice, sin perder objetividad ni traicionar la realidad, es flexible, adaptable. Siempre se dice la verdad, porque la media verdad o la mentira producen toxicidad grave. Pero la verdad tiene su ritmo: sus tiempos, su gradualidad, su intensidad. Y eso depende de quien la recibe: a veces hay hueco suficiente para que quepa de golpe, otras veces hay que ir haciendo sitio: tiempo y gradualidad. De un maestro de mi época de estudiante de medicina aprendí la expresión de la *verdad soportable*. En el qué se dice hay que tener en cuenta los silencios: a veces el silencio es elocuente, porque hay que admitir que no siempre hay respuestas para todo, al menos en voz alta. Y eso es también ser coherentes con la verdad.

Finalmente, *a quién se dice*. El paciente es la razón de ser de la comunicación en medicina. Por eso importa tanto que, para poder comunicar bien, nos hagamos cargo de cómo es el paciente y cuáles son sus circunstancias. El esfuerzo no está solo en procurar explicarnos, sino en comprobar que lo que queremos transmitir le llega y cómo lo hace. Es importante si lo entiende, pero también cómo le recibe, qué eco produce, si es capaz de asimilarlo. La misma información a una persona le ayuda y a otra le perjudica: es como el alimento, depende mucho del organismo, y hay que conocerlo. Aquí reaparece el cómo se dice, porque adquiere su sentido precisamente en función del paciente: cada paciente requiere un cómo se dice. El arte de aprender a comunicar va de la mano del arte de saber preguntar. Las preguntas están al servicio de las respuestas, y por eso no siempre son directas, a veces han de ser suficientemente abiertas y otras veces más concretas. Antes decía que, si tuviera que condensar el quién lo dice, lo haría con la palabra interés. Si ahora tuviera que condensar el a quién lo dice, diría *conectar*. Si soy capaz de conectar con el paciente es más fácil que me haga cargo de sus circunstancias y que acierte en la comunicación.

Comunicación profesional

Nuestra relación más determinante en medicina es con el paciente. Pero la profesión la ejercemos con otros y solo es posible en comunicación con otros. La comunicación interprofesional tiene tonos diferentes a la comunicación con el paciente, aunque las reglas básicas de la partitura son las mismas: quién, qué (cómo) y a quién. Lo que matiza el tipo de comunicación es el tipo de relación. El entorno profesional es eso, profesional. Hay que distinguirlo de las relaciones de amistad, de parentesco. También de las relaciones de contrato por servicios. La comunicación profesional es una comunicación entre iguales que tienen un objetivo común: el paciente. Por eso ha de ser respetuosa (con la persona, con su cometido, con su conocimiento), honesta y sincera, realista, oportuna (en el tiempo, en los modos, también en el lugar físico donde se lleva a cabo). Un elemento muy interesante para trabajar en la comunicación profesional es la asertividad. Es decir, ser capaz de dar nuestras opiniones y puntos de vista con racionalidad y competencia emocional, aunque difieran de los de otras personas. La asertividad es necesaria en cualquier tipo de comunicación interpersonal, pero quizás cobra protagonismo en el entorno sanitario, donde muchas veces están en juego decisiones difíciles e importantes, en un clima de cierta tensión y donde conviene no perder la objetividad sin dejar de ser uno mismo. Aquí entra la capacidad de disentir, sabiendo separar las diferencias profesionales legítimas y las relaciones personales que no deberían verse afectadas por ellas.

Comunicación en público

Como médicos no podemos eludir nuestro compromiso en la transmisión del conocimiento a colegas y a la sociedad. Esto nos lleva a ser capaces de comunicarnos en público. Es otra manera de interpretar la melodía, con sus reglas y matices propios. El *quién* se mantiene, con algunos cambios en su papel porque la relación es diferente: ya no es con uno solo, sino con muchos. Al cambiar el *a quién* también se modifica el *qué* y el *cómo*. El fondo es el mismo –interés por quien escucha, conectar con el otro– pero se modifican un poco las formas. Interesa repasar las normas básicas de una buena comunicación en público, con sus aspectos más técnicos y las actitudes personales. Un buen resumen viene de siglos atrás: aprender a combinar *ethos, pathos* y *logos*.

¿Qué se puede aprender?

Descripción docente

Identificar la comunicación como elemento clave de relación con el paciente. La comunicación es la piedra de toque de esa relación porque nos hace capaces de descubrir las necesidades del paciente y ofrecerle la ayuda que necesita. Esto requiere una comprensión profunda del paciente y una implicación personal en el proceso. No solo damos información, sino que entramos en comunicación y eso nos afecta personalmente. Es en este contexto donde cobran su valor muchas manifestaciones externas de nuestras actitudes y personalidad, porque con ellas modulamos la comunicación y la dotamos de significado. Traducen las actitudes interiores necesarias para establecer cualquier tipo de relación personal: el interés por la otra persona que lleva al conocimiento mutuo. Se comunica una realidad objetiva –la comunicación siempre ha de ser veraz y honesta– que ha de ir envuelta adecuadamente –tiempo y forma– para que realmente ayude a la persona que la recibe. Estos principios son comunes a cualquier tipo de comunicación, pero tienen sus matices en los distintos escenarios de la comunicación médica.

Objetivos de aprendizaje

1. Identificar las diferencias entre información y comunicación.

2. Discutir sobre los elementos esenciales y facilitadores de la comunicación. Reflexionar sobre la implicación personal en la comunicación con otras personas.

3. Descubrir actitudes personales que se pueden fomentar para lograr una comunicación eficaz. Desarrollar la capacidad de escucha activa. Identificar elementos de autenticidad en la comunicación.

4. Analizar el modo de comunicarse: lenguaje, proceso, canales más adecuados. Reflexionar sobre el efecto del lenguaje no verbal.

5. Aprender a hacerse cargo de las circunstancias de las personas y adecuar el mensaje y el modo de transmitirlo. Identificar en el paciente elementos de comprensión y asimilación de la información médica y de los consejos de salud. Recapacitar sobre la comunicación de las certezas, de las suposiciones y de las dudas.

6. Discutir sobre la importancia del proceso en la comunicación: cómo conectar con el paciente, el modo de hacer preguntas y de responderlas, los silencios, el manejo de los tiempos.

7. Analizar situaciones especiales de comunicación: las malas noticias, el paciente difícil (el agresivo, el demandante, la negación), la conspiración del silencio.

8. Discutir y practicar la asertividad. Aprender a modular el estilo personal de acuerdo a los requerimientos de las circunstancias concretas.

9. Reflexionar y practicar sobre las técnicas más habituales de comunicación pública.

10. Identificar elementos de *ethos*, *pathos* y *logos* en un discurso y practicarlos.

Conceptos que conviene desarrollar

Información y comunicación. La conversación. Quién lo dice: el mensaje eres tú; comunicas como eres y con tus actitudes; el valor de las formas. Qué dices y cómo lo dices: la verdad soportable; esperanzas y expectativas; los tiempos en la comunicación; el uso del lenguaje; la comunicación no verbal. A quién lo dices: el paciente, los profesionales, el público; conectar y hacerse cargo; la asertividad.

¿Cómo Hacerlo?

Identificar mis necesidades

› ¿Tengo facilidad para mantener conversaciones profundas o prefiero hablar de cuestiones generales sin entrar en lo personal? Necesito entornos de mucha confianza para hablar de cosas personales o, por el contrario, soy capaz de hacerlo pronto cuando empiezo a tratar con alguna persona.

› Soy sensible a lo que perciben sobre mí o, al revés, no soy muy consciente del efecto que produce mi aspecto o mi actitud. ¿Doy importancia a las formas, o me parecen convencionalismos sin importancia? Me doy cuenta de si me entienden y sé ir modulando mi manera de comunicarme o, por contraste, detecto equívocos entre lo que intento transmitir y otros entienden. ¿De qué estoy más atento, de lo que digo o de lo que entiendan?

> Me siento bien en cualquier conversación o, más bien, necesito tener control de las preguntas y respuestas. Estoy cómodo con los silencios en una conversación, o me inquietan y necesito decir siempre algo.

> Sé conectar con facilidad con una persona desconocida, o siento inseguridad en los primeros encuentros. Tomo la iniciativa para empatizar, o espero a que la otra persona dé los primeros pasos para conectar emocionalmente. Me resulta sencillo darme cuenta de si me entienden, o tengo que preguntarlo explícitamente.

> Suele acompañar mi expresión (gesto facial, postura, etc.) el contenido de mi conversación, o soy más bien neutro exteriormente. ¿Me cuesta mirar a los ojos y mantener la mirada de otra persona o suelo ser algo intrusivo en los gestos y expresiones? ¿Busco el contacto físico o prefiero mantener la distancia?

> Cuando tengo que dar alguna información, necesito la seguridad de dar todos los datos para que luego no haya equívocos o, más bien, prefiero no concretar mucho aunque haya cierto grado de incertidumbre. Sé transmitir lo cierto como cierto, lo seguro como seguro, lo probable como probable y lo dudoso como dudoso o, por contraste, tiendo a mezclar los términos en función de lo que pida el paciente o de las circunstancias.

> Sé disentir de la opinión de otra persona sin sentirme mal y no me importa lo que piense; al contrario, me afecta mucho el conflicto de discrepar. Me resulta fácil admitir una crítica sobre una cuestión profesional sin que afecte a mi relación personal con quien la hace o, más habitualmente, suelo asociar las dos cosas. Tiendo a callarme, aunque tenga razón; al revés, tiendo a dejar muy claro mi punto de vista en toda circunstancia.

› Uso los canales más rápidos de comunicación, o adecúo el medio de comunicación al tipo de contenido, aunque se retrase la respuesta.

› Cuando hablo en público, me gusta cautivar a la audiencia; más bien, para evitar expectativas que puedo no cumplir, tiendo a excusarme por lo que tengo que transmitir. Tengo claro lo que quiero decir y soy muy conciso o, en cambio, suelo dar un exceso de información para asegurar que no me equivoco. ¿En mis exposiciones predomina lo emotivo o lo racional?

Experiencias docentes

› Hay dos prácticas que ayudan a centrar el tema y llegar pronto al núcleo de lo que se quiere tratar. Una es plantear qué diferencias hay entre informar y comunicar. El otro ejercicio es hacer reflexionar sobre alguna buena conversación que se haya tenido y pensar qué elementos hicieron que se considere una buena conversación. Fruto de estas reflexiones y tras la puesta en común, se hacen explícitas las dimensiones más personales de la comunicación y cómo nos implican.

› Es interesante mostrar cómo un mismo contenido informativo es muy distinto en función de las circunstancias del paciente: el mismo diagnóstico de cáncer, con el mismo tratamiento y pronóstico, es diferente para una mujer de 35 años con cuatro hijos que para un varón de 70 de años con un buen apoyo familiar. Un ejercicio de análisis de los escenarios pone de relieve la importancia de hacerse cargo de las circunstancias del paciente para una buena comunicación.

› Mostrar casos extremos del valor de la escucha (el ejercicio de escucha ante una persona con serias dificultades para comunicarse) facilita fomentar esta actitud, dar pautas para su entrenamiento y recursos para que la otra persona se sienta escuchada. También se puede reflexionar sobre cómo notamos que alguien nos escucha para así hacer explícitos esos recursos y ponerlos en práctica.

> Hay algunos *spots* publicitarios que ponen de manifiesto las diferencias entre la imagen que pensamos que damos y la que realmente damos. Esos ejemplos, ajenos al ámbito clínico, sirven para subrayar la importancia de adecuar el conocimiento personal que tenemos de nosotros mismos y tratar de ser conscientes de cómo lo transmitimos en nuestras relaciones.

> Son muy útiles los ejercicios de *role play* para escenificar la comunicación con un paciente de nivel sociocultural diferente y desenmascarar sesgos frecuentes.

> Funcionan muy bien los fragmentos de vídeos o películas en los que se ponen de manifiesto buenas o malas prácticas de comunicación con pacientes, que se pueden analizar y discutir.

> Es interesante realizar una encuesta y analizar los resultados para saber qué canal de comunicación se utiliza (varios tipos de redes sociales, email, conversación personal) para una serie de situaciones diferentes, desde algunas más personales a otras más fácticas. Facilita la reflexión sobre el efecto del canal en la calidad de la comunicación.

> El ejercicio de la asertividad tiene especial importancia. Se puede empezar con un caso sencillo para ver cuál es el punto de partida: un caso ficticio de conflicto profesional o personal y ver cómo se desenvuelven las dos partes. Después, se puede explicar de forma más sistemática qué es el asertividad y a continuación volver a hacer un ejercicio de conversación asertiva entre dos personas, a partir de un caso más complejo previamente diseñado. Se pueden organizar dos grupos pequeños, cada uno con la versión de los hechos de uno de los personajes y sin que se conozca la otra parte. Se prepara a un

representante de cada grupo y se mantiene la conversación, que se analiza por los demás asistentes destacando los aspectos emocionales y racionales de la conversación, las estrategias de conciliación o de confrontación, etc.

> Al comienzo de la exposición sobre la comunicación en público, se puede sugerir un tema sobre el que hablar al final de la sesión: por ejemplo, convencer a una audiencia de hacer una elección profesional determinada. Con esto en mente, durante el desarrollo de la clase los asistentes pueden ir pensando cómo incorporar a su exposición final los aspectos que se van comentando. Al concluir, se puede dejar un tiempo para la preparación en grupos pequeños de una breve exposición y que compitan unos pocos participantes. La audiencia evalúa y discute los elementos que de *ethos*, *pathos* y *logos* de cada exposición.

Mensajes claves

La comunicación es relación. La comunicación nos implica personalmente. Una adecuada comunicación en medicina es esencial para poder hacerse cargo de las necesidades de los pacientes y poder ayudarles de manera competente. También es necesaria para trabajar con otros. Comunicamos con nuestra actitud y con nuestras palabras. Comunicamos bien si damos prioridad al que recibe la comunicación.

Trabajo en equipo y liderazgo, el ecosistema de la medicina

La medicina es siempre para otros, pero solo es posible con otros. Trabajo en equipo es un proyecto común que potencia a cada uno.

Me encanta trabajar con otras personas, me da la seguridad que muchas veces me falta y me produce la sensación de hacer algo más grande que yo mismo y que merece la pena. Sin embargo, hay compañeros con los que no conecto nada y con ellos no me sale compartir proyectos, ni problemas de pacientes. Además, si puedo resolver yo algo, prefiero no contar con otros... ni tengo tiempo, ni me fío del todo: al final, yo soy el responsable del paciente. Esto me desgasta un poco, porque tengo la sensación de no llegar a todo y de estar un poco aislado en el trabajo.

¿De qué estamos hablando?

La medicina es una profesión que se ejerce con otros. Somos parte de una tradición y de una comunidad. Aprendemos de otros y enseñamos a otros: el conocimiento médico que se transmite. Hoy en día, no es posible tener un conocimiento completo de la medicina. La especialización ha hecho, además, que tengamos por necesidad una visión más parcial de la medicina. Son algunas razones que llevan a pensar que no es posible ejercer nuestra profesión en solitario. Sin embargo, hay otras razones más poderosas.

Tanto el paciente como la enfermedad son realidades complejas. El paciente tiene una dimensión física, emocional, psicológica y espiritual. La enfermedad, en general, es multifactorial, tiene efectos multiorgánicos, requiere distintos enfoques diagnósticos y abordajes terapéuticos. Tanto el cuidado del paciente como el tratamiento de la enfermedad requieren visiones múltiples y coordinadas.

Trabajar en equipo es más, pero, sobre todo, es mejor

Trabajar en equipo no es una opción, es una necesidad. Pero trabajar en equipo no es solo trabajar con otros profesionales. La tendencia habitual, especialmente en entornos con limitación de recursos (personas, tiempo y recursos asistenciales) es trabajar simplemente con otros, lograr un sistema mínimamente eficiente que permita cubrir las diversas necesidades del paciente por los distintos agentes implicados. Sin embargo, esto lleva a una atención fragmentada, en la que se pierde calidad y no se alcanza un enfoque suficientemente amplio de los problemas de salud. El trabajo en equipo amplía nuestra visión de los problemas del paciente y permite un abordaje más completo.

Esa manera de trabajar reduce la incertidumbre a la que está sujeta, en mayor o en menor medida, cualquier decisión clínica.

Y al reducir la incertidumbre, suaviza la sensación de inseguridad. Este efecto no se genera simplemente porque otro profesional completa mis posibles carencias (de conocimiento, de experiencia, etc.), sino porque la responsabilidad compartida desde perspectivas complementarias genera respuestas superiores a la mera suma individual, tanto en la resolución de los problemas como en la percepción del desempeño.

El trabajo en equipo es un antídoto para la frustración, que surge al pretender un bien que está por encima de mis posibilidades. Es fácil experimentar que por mí mismo no soy capaz de dar siempre una atención excelente a los pacientes, requiero de otros: de enfermería, que detecta necesidades de cuidado que yo no detecto; de otro especialista, que maneja determinados síntomas mejor que yo; de un colega que me ayuda a resolver una duda sobre un diagnóstico o tratamiento; de un administrativo, que pone orden en mi agenda y me facilita tareas que me exceden... y, así, un largo etcétera. Cuando cuento con esas personas –pero no desde fuera, como un recurso externo, sino como parte de un equipo en el que esos problemas no son míos, sino nuestros–, la inseguridad se difumina y la frustración se alivia.

En el trabajo interdisciplinar varias especialidades, varias disciplinas de conocimiento, trabajan coordinadas con un mismo fin. Interdisciplinar es más que multidisciplinar, como trabajo en equipo es más que trabajo en grupo. Pero trabajo en equipo también es trabajo interprofesional: medicina, enfermería, farmacia, auxiliares de clínica, trabajadores sociales, psicólogos clínicos, capellanes... Este enfoque del trabajo lleva a la responsabilidad compartida respetando y potenciando los diferentes roles y las diferentes áreas de capacitación. Pero no solo los roles y tareas de desempeño, también las personalidades: trabajar en equipo es potenciar a las personas, es complementar a los individuos con relaciones profesionales de calidad, en las que todos aportan. Permite, además, una aproximación holística al paciente, enfoques comprehensivos de la medicina, atención integral. Este tipo de medicina genera más satisfacción al paciente y al personal sanitario, porque abarca un espectro más amplio de necesidades y capacidades en la relación terapéutica.

Todos y cada uno. Liderazgo en medicina

Interesa profundizar sobre las dimensiones personales del trabajo en equipo. Es muy interesante subrayar la riqueza de las diferencias y la asunción de roles. Lo que puede ser una fuente de conflictos se torna en el gran potencial de trabajar con otros, pero eso requiere liderazgo. El liderazgo es una necesidad en la práctica médica. No todos llegamos a tener puestos de responsabilidad de equipos (jefes de departamento, directores de hospital, coordinadores de área, etc.), pero todos trabajamos con otras personas, hay relaciones jerárquicas en nuestra profesión y, en última instancia, nuestra relación con el paciente y su entorno requiere una labor de liderazgo.

El liderazgo en un equipo de trabajo es saber hacer comprender a todos el objetivo que los aúna. Para que haya trabajo en equipo tiene que haber proyecto compartido y corresponde a alguien formularlo y hacerlo explícito. Para eso hay que tener capacidad de visión de conjunto, saber ver más allá de los problemas inmediatos, dar motivaciones fuertes. Es conocer a las personas para saber qué se puede pedir a cada una, dónde puede aportar más, cómo puede desarrollar más sus aptitudes. El médico con capacidad de liderazgo sabe conjugar el nosotros en vez del yo, y que todos lo hagan. Sabe subir al carro a los que prefieren ir por su cuenta, no con el poder del cargo, sino con la autoridad ganada. Liderazgo es saber corregir a quien hace algo mal o al que omite algo que le corresponde hacer. En la base de la corrección está el bien de la persona, no es solo una cuestión de justicia o de eficacia. Si cada miembro de un equipo crece, repercute en todos. La corrección –también la evaluación– es parte de la responsabilidad compartida, no solo por los resultados, sino por el proyecto común que incluye a sus protagonistas.

El liderazgo tiene mucho que ver con la responsabilidad y, por eso, corresponde a todos los médicos. Responsabilidad es asumir algo como "propio", "responder de". La naturaleza de la profesión médica exige una responsabilidad que va más allá del mero cumplimiento de unas obligaciones: llega a ser un estilo de vida, una dedicación vital. La responsabilidad es también saber encontrar un equilibrio entre lo profesional y lo personal, para que no se dañen mutuamente, sino que se enriquezcan.

La dedicación a los pacientes es siempre con otros, de aquí la "responsabilidad compartida", tanto hacia el paciente como entre los miembros del equipo. El trabajo en equipo no diluye la responsabilidad, sino que la reparte, pero refuerza la de cada uno porque ahora respondo, en primer lugar, de lo mío, pero también de lo de los demás. Esto potencia a las personas a la vez que refuerza la comunidad. Y cuando hay comunidades fuertes (servicios clínicos, unidades asistenciales, equipos de atención primaria, etc.) se genera seguridad y confianza en los profesionales, se incrementa la eficacia y la calidad asistencial. Este planteamiento tiene consecuencias prácticas a la hora de asumir como propios los procesos, protocolos, sistemas de calidad, objetivos, etc. Con una visión amplia del trabajo en equipo, esos conceptos ya no son algo impuesto y ajeno, sino algo asumido y compartido, porque también se habrán generado en equipo y no desde fuera.

Finalmente, en cualquier relación personal se generan conflictos, también en los equipos. Conviene aprender a discrepar y disentir, sin llegar al conflicto. O mejor, saber enfrentarse a los conflictos para enriquecerse del contraste sin desgaste personal. Esta idea, atractiva y difícil de llevar a cabo en la práctica, parte del concepto mismo del trabajo en equipo donde las diferencias no restan, sino que suman, porque complementan.

¿Qué se puede aprender?

Descripción docente

Descubrir la necesidad de aprender a trabajar en equipo, por nuestra manera de ser médicos y por la naturaleza de la profesión médica. Trabajar en equipo implica establecer de hecho que el bien del paciente es el objetivo común al que se supeditan visiones parciales de la medicina, propias de la especialidad o del rol sanitario. Interesa profundizar sobre las dimensiones más personales del trabajo en equipo en medicina: conocimiento propio y conocimiento de las personas que trabajan conmigo, valorar la diversidad personal y de roles profesionales, potenciar la responsabilidad por las propias tareas y la responsabilidad por el desempeño del equipo. Desarrollar el papel del liderazgo en medicina.

Objetivos de aprendizaje

1. Diferenciar el trabajo en equipo del mero trabajo en grupo o trabajo con otros: proyecto común, roles personales bien definidos y respetados por todos, responsabilidad compartida.

2. Reflexionar sobre algunos elementos claves para generar verdadero trabajo en equipo: que todos los miembros de un equipo perciban y constaten que el trabajo que se lleva a cabo es relevante y tiene un sentido; saber y experimentar que se pueden apoyar unos a otros.

3. Analizar algunos efectos del trabajo en equipo: satisfacción en el desempeño, mayor calidad asistencial, reducción de inseguridad y frustración, refuerzo de la responsabilidad y compromiso, potenciar el aspecto positivo de las diferentes capacidades personales.

4. Subrayar la necesidad del conocimiento propio y del conocimiento de las personas. Estimular el aprendizaje para ser

capaz de identificar lo positivo de cada persona y saber darle el papel adecuado a su forma de ser. Entrenar la capacidad de adaptación a cometidos menos acordes con nuestra manera de ser.

5. Reflexionar sobre el nivel de responsabilidad que se adquiere cuando se trabaja en equipo. Profundizar sobre la responsabilidad con el paciente, la responsabilidad compartida, el concepto de médico responsable.

6. Explorar las características del liderazgo en diversos ámbitos sanitarios. Aprender a diferenciar entre visión estratégica y visión táctica. Profundizar en la dimensión de servicio del verdadero liderazgo.

7. Reflexionar sobre la relación entre valores propios y valores compartidos. Analizar la naturaleza del conflicto, estudiar algunos ejemplos en la práctica médica y sugerir estrategias para superarlos. Aprender a diferenciar el plano personal y el profesional en el conflicto. Sugerir pautas para aprender a disentir sin que se deterioren las relaciones del equipo.

Conceptos que convendría desarrollar

Trabajo en equipo y trabajo en grupo en medicina. Relaciones interpersonales en el ejercicio profesional. Proyecto común y diferencia de roles. La atención integral. Trabajo interdisciplinar e interprofesional. Responsabilidad personal y responsabilidad compartida. El liderazgo.

¿Cómo Hacerlo?

Identificar mis necesidades

›   ¿Soy consciente de cómo es mi modo de trabajar y relacionarme, o me sorprendo cuando no me ven como me veo yo?

> ¿Necesito compartir los problemas o prefiero resolverlos en solitario? Tengo una manera de enfocar las cosas y me resulta incómodo adaptarme a otras o, por el contrario, me siento más confortable si otros me dicen qué tengo que hacer y cómo hacerlo.

> ¿Busco siempre el consenso o suele prevalecer mi punto de vista? Pregunto a otros profesionales (compañeros o a enfermería) antes de tomar una decisión, o prefiero decidir por mi cuenta aunque no tenga todos los datos.

> Asumo con responsabilidad todo lo referente a mis pacientes y no me gusta que intervengan otros; al contrario, me cuesta llevar esa carga en solitario y necesito la seguridad de otros.

> Detecto con facilidad los problemas inmediatos y prácticos, o tiendo más bien a adelantarme y preocuparme por lo que puede pasar más adelante. Me limito a hacer lo que me corresponde, o trato de que lo hagan los demás si puedo. Me resulta fácil delegar tareas en otros (compañeros en un grupo de trabajo, residentes, etc.) o prefiero asegurar que salgan bien y para eso hacerlas yo mismo.

> ¿Soy capaz de disfrutar con el trabajo rutinario o necesito nuevas experiencias y proyectos? Consigo satisfacción solo si consigo atender a los pacientes perfectamente, o me conformo con sacar el trabajo que pueda en el horario previsto.

> Me siento cómodo sólo trabajando con personas de mi estilo (en el modo de enfocar los problemas, de razonar, etc.) y no consigo hacerlo con gente muy distinta; al contrario, necesito trabajar con personalidades diferentes y me adapto inmediatamente a planteamientos diferentes al mío.

> Suelo ser bastante intransigente con el error y digo las cosas claramente o, me cuesta mucho decir a alguien que ha hecho algo mal y pienso que es cosa suya, aunque lo comento con otros.

> Pienso que quien tiene cargos de responsabilidad tiene que imponerse al resto o, soy partidario de que todo el mundo tenga el mismo nivel de responsabilidad y todo se decida por consenso. Me resulta indiferente cómo se sienten con su trabajo otros colegas o, tengo una necesidad grande de que todo el mundo esté muy a gusto a mi alrededor y no tengan dificultades.

> Me adapto a lo que quieran y pidan los demás colegas de trabajo, o estoy cómodo solo si aceptan mis puntos de vista. Me siento bien exponiendo mis opiniones en contraste con las de otros, o me produce sufrimiento cualquier tipo de confrontación.

Experiencias docentes

> Es buen ejercicio realizar un sencillo test de personalidad para reflexionar sobre cómo nos conocemos. Se pueden repasar algunas características de personalidad, hacer pensar con las que cada participante se siente más identificado y contrastarlas con los resultados del test. También se puede hacer este ejercicio por pares: cómo nos ven y cómo nos vemos, y analizar los posibles contrastes. Interesa completar estos ejercicios con una discusión abierta sobre la importancia que tienen los distintos modos de ser y la aportación de cada uno a un equipo.

> Como hay experiencia de trabajar con más personas en proyectos comunes, no es complejo identificar las características diferenciales entre trabajar en equipo y trabajar en un grupo. Se puede reflexionar sobre experiencias concretas que hayan tenido los participantes.

> Al exponer las características del trabajo en equipo, normalmente todo el mundo se siente atraído por esa forma de colaboración. Sin embargo, conviene desenmascarar errores o

dificultades habituales a través de escenas cotidianas de la práctica clínica. Para este propósito son útiles la discusión de casos diseñados con este objetivo, la visualización y análisis de algún vídeo que refleje fallos en el modo de trabajar en equipo, etc.

> Las dinámicas de trabajo en grupo son una serie de actividades interactivas que permiten reforzar determinados aspectos del trabajo en equipo. Cada dinámica incluye diferentes procedimientos sistematizados. Hay muchos ejercicios, pruebas y juegos para llevar a cabo en el aula y con los que resaltar practicando algunos principios de trabajo en equipo: pruebas de Lego, resolución de problemas, construcción de figuras con materiales limitados, etc. Todas comparten la necesidad de alcanzar un objetivo común que solo es posible con la intervención de varios y que no es posible alcanzar individualmente. Es un método ameno que consigue abstraer a los participantes y hace explícitos los fundamentos de esta manera de trabajar. Es importante que, después de cada dinámica, se reflexione sobre los aprendido.

Mensajes claves

Fomentar la capacidad de trabajar en equipo permite una atención médica más completa, redunda en un mejor cuidado de los pacientes, potencia las propias capacidades personales, genera confianza y favorece mayor satisfacción en el desempeño de la profesión médica. Los médicos tienen una vocación de liderazgo orientado al servicio del paciente.

¿CÓMO SE PUEDE ENSEÑAR?*

* Esta parte ha sido escrita por la doctora **Leire Arbea Moreno**. Es licenciada y doctora en Medicina por la Universidad de Navarra. La doctora Arbea ha trabajado como especialista en el departamento de Oncología Radioterápica de la Clínica Universidad de Navarra durante los últimos quince años y ha impartido docencia en la Facultad de Medicina de esa universidad. Dirige la Unidad de Educación Médica y es vicedecana de Innovación Educativa. Con una fuerte vocación docente y clínica, recientemente ha orientado su dedicación asistencial a la Medicina Paliativa mientras desarrolla su actividad académica en el ámbito de la Educación Médica.

Se ha hablado de qué es ser médico y se ha animado a aprender a serlo. Ahora proponemos algunas maneras de enseñar a serlo. Como se ha dicho, la medicina se aprende de otros y se aprende con otros. La razón de ser de la educación médica es precisamente enseñar medicina para aprender a ser médicos, colaborar con los protagonistas –cada estudiante, cada médico en formación– para ir conformando su identidad médica. En las facultades de medicina, junto a la enseñanza de conocimientos científicos y técnicos del nivel más alto posible, tenemos la responsabilidad de transmitir a los estudiantes la esencia del ser buen médico y sus responsabilidades, de manera que internalicen los valores inherentes a la profesión. Solo así se hace realidad el propósito implícito de la *educación* médica: fomentar en los futuros médicos el desarrollo de una identidad sólida, basada en valores humanos y centrada en el paciente. Las bases que justifican la formación de la identidad han sido objeto de discusión desde la psicología educativa, destacando la socialización como un elemento central del proceso. La interacción entre los estudiantes, los modelos y mentores, el aprendizaje experiencial y los valores vividos en las instituciones académicas y sanitarias constituyen un ambiente que forma y que se ha denominado "currículum oculto". Ese ecosistema proporciona claves para que el alumno vaya creciendo gradualmente y «piense, actúe y sienta como un médico»[55]. Así, es esencial que se refuercen proyectos educativos dirigidos a la formación de una identidad profesional sólida, utilizando estrategias docentes adecuadas. Hacer explícito lo implícito, reforzando abiertamente todas las claves del currículum oculto a través de actividades docentes que interpelen a los alumnos, así como reforzar esta enseñanza en la propia práctica clínica, son elementos relevantes para asegurar que los médicos del futuro adquieran las cualidades inherentes al "buen médico".

A medida que la formación de la identidad profesional adquiere mayor presencia en la educación médica, se hacen necesarios ajustes en las metas, objetivos y estrategias educativas. En el contexto de la formación de la identidad médica, y dada la utilidad de la pirámide de Miller[56], resulta pertinente considerar la incorporación de un nivel adicional sobre el vértice de "hacer" que es el de "ser". De esta manera, la pirámide puede continuar siendo una herramienta guía para la evaluación y formación. Diseñar estrategias educativas que acompañen al alumno durante el desarrollo de su propia identidad y que le permitan ir rastreando su propio progreso hacia este objetivo en colaboración con modelos y mentores, es uno de los retos. La evaluación del "ser" durante el aprendizaje de los alumnos debería hacerse con intención formativa: observar y reflexionar con ellos a través de un diálogo constructivo para ir forjando su identidad médica, a la vez que se integra en la práctica médica. La evaluación sumativa, que pretende medir el grado de competencia adquirida, seguirá siendo necesaria para cumplir con la obligación de

---

55　Cruess RL, Cruess SR, Boudreau JD, Snell L, Steinert Y. Reframing medical education to support professional identity formation. Acad Med. Nov;89(11):1446-51; 2014.

56　Miller GE. The assessment of clinical skills/competence/ performance. Acad Med.;65(9):S63-S67; 1990.

la medicina hacia la sociedad de asegurar que los médicos en ejercicio hayan llegado a incorporar conocimientos, actitudes y comportamientos propios de la profesión.

Para avanzar en este proceso formativo de transición de "hacer" a "ser" en medicina es necesario, por tanto, incorporar y aplicar nuevas formas de enseñanza y evaluación. El aprendizaje a través de la observación de profesores, médicos o personas con experiencia que actúan como modelos, exhibiendo buenos comportamientos profesionales, es clave y lo que ha guiado tradicionalmente la formación de los aspectos transversales del buen médico. También la escritura reflexiva, especialmente cuando está guiada por docentes, brinda un entorno propicio para la introspección y el crecimiento personal. Desde una perspectiva pedagógica, es esencial completar el aprendizaje diseñando evaluaciones que fomenten el proceso reflexivo para facilitar la transición de la práctica experiencial a la identidad médica. Esto también promueve el aprendizaje autodirigido, fundamental para una educación y crecimiento continuo en estos aspectos a lo largo de la carrera profesional. Sin embargo, hoy en día los detalles específicos sobre la secuencia, profundidad, nivel de concreción y la forma de integrar estos aspectos de la enseñanza y evaluación del profesionalismo con otros componentes del currículum siguen siendo cuestiones no definidas y en constante evolución dentro de la educación médica[57,58].

Teniendo en cuenta estas consideraciones, ¿cómo podemos hacer para favorecer escenarios idóneos donde el alumno pueda reflexionar de manera eficaz acerca de la práctica clínica real?,

---

57   Birden H, Glass N, Wilson I, Harrison M, Usherwood T, Nass D. Teaching professionalism in medical education: a Best Evidence Medical Education (BEME) systematic review. BEME Guide No. 25. Med Teach. Jul;35(7):e1252-66; 2013.

58   Mount GR, Kahlke R, Melton J, Varpio L. A Critical Review of Professional Identity Formation Interventions in Medical Education. Acad Med. Nov 1;97(11S):S96-S106; 2022.

¿cómo podemos hacer para que esa reflexión tenga un fundamento y se acompañe de una retroalimentación constructiva por parte de mentores?, ¿y cómo podríamos transmitir que la práctica continua de la reflexión acerca de estos aspectos constituye una herramienta clave para la formación de la identidad médica a lo largo de toda la vida profesional? Compartimos nuestra experiencia docente, los detalles de diferentes metodologías y estrategias que tienen como objetivo favorecer la reflexión de los aspectos fundamentales de la identidad profesional, a partir de la experiencia real y con el acompañamiento del docente. De esta manera, se favorece esa transición hacia el "ser médico", conectando la vida real con la emoción y reflexión personal.

Proponemos una secuencia formativa que transcurre a través de cuatro fases diferenciadas e interrelacionadas que fomentan el movimiento de aprendizaje: del conocimiento a la vida, de la experiencia a la reflexión, de la reflexión a la incorporación de actitudes y comportamientos que van configurando un modo de ser a través de un itinerario personal en el que el alumno es protagonista. Hacemos una propuesta metodológica para cada una de esas fases, basados en nuestra experiencia docente con estudiantes de grado[59]. Este marco general, que busca ser inspirador, y la manera de llevarlo a la práctica, admite lógicamente otras estrategias potenciales igualmente capaces de alcanzar el mismo objetivo.

Para que esta experiencia sea más práctica y ayude al lector a incorporarla o adaptarla a su práctica docente, describimos cada fase siguiendo un estilo esquemático: *objetivo* que se pretende, *aspectos generales* que se pueden tener en cuenta, *algunas claves* para el desarrollo de esa fase docente que han resultado de utili-

---

59   Arbea, L.; Díaz-González, J.A.; Centeno, C.; et al. "Diseño e implantación de un proyecto docente para la formación de la identidad médica en estudiantes de Medicina". Educación Médica. 21(3), 207 – 211; 2020.

dad, y una breve explicación de *metodologías docentes* concretas para cada una de estas fases. En algunos casos, se ofrecen ejemplos más concretos.

EXPOSICIÓN Y REFLEXIÓN COMPARTIDA	OBSERVACIÓN EN PRÁCTICA CLÍNICA	REFLEXIÓN ESCRITA	MENTOR
Taller docente Conocimiento y sensibilización	**Hospital** Experiencia en la realidad clínica	**Portafolio** Reflexión sobre lo vivido	**Entrevista** Aprendizaje personalizado

EXPOSICIÓN Y REFLEXIÓN COMPARTIDA

Objetivo

El objetivo del enfoque didáctico de esta fase es interpelar y sensibilizar a los estudiantes en torno a alguna de las cualidades consideradas esenciales para la buena práctica médica.

Aspectos generales

› Se puede desarrollar esta fase en forma de taller docente, con una duración suficiente para abordar los temas de estudio desde distintas perspectivas y usando diferentes metodologías.

› Se sugiere actividades en grupos (pueden ser grupos grandes).

› Puede tener lugar en un aula universitaria, preferiblemente equipada para favorecer dinámicas en equipo. En el caso de una facultad de medicina, es buena experiencia buscar un espacio diferente al de la docencia habitual, pues favorece un acercamiento diferente y genera cierto sentido de novedad, que tiene su efecto positivo en el desarrollo de los talleres.

› Conviene disponer de espacios para actividades de *role play* y simulación.

Algunas claves

› Se sugiere huir de lo puramente teórico, aunque se expliquen los conceptos o ideas esenciales para situar a los asistentes en lo que se está tratando.

› Identificar situaciones relacionadas con la cualidad médica a estudio que ayuden a conectar a los asistentes con su realidad personal y les interpelen. Así, si se trata la compasión en la relación médica, interesa hacer reflexionar sobre actitudes compasivas de los asistentes en otros entornos personales.

› Dar protagonismo a los estudiantes: crear grupos y establecer tiempos de discusión conjunta.

› Favorecer la socialización entre los asistentes para facilitar un ambiente participativo y que las ideas surjan de manera colaborativa.

Metodologías docentes

1. Testimonios

› De paciente y familiares: el testimonio de un paciente real, que conecte con los estudiantes a través de su experiencia, es una de las metodologías docentes más poderosas. Es recomendable identificar a un paciente o a un familiar con capacidad comunicativa y pactar los objetivos de aprendizaje de acuerdo con la cualidad que se pretende trabajar. Dejar que el paciente se exprese libremente, pero a través de una historia que provoque la reflexión dirigida a la cualidad concreta.

› *Taller de compasión: un paciente, afectado de esclerosis múltiple desde hace más de 20 años, desde su silla de ruedas, y tras compartir con los estudiantes su experiencia como paciente en la relación con los médicos, les sugiere que sonrían, porque, les dice "la sonrisa es la distancia más corta entre dos personas".*

› De equipos sanitarios: el testimonio de equipos sanitarios, que acuden juntos a compartir una vivencia real, de manera honesta, auténtica y con generosidad, puede suponer una herramienta muy interesante. Es recomendable identificar equipos cohesionados, con capacidad comunicativa y que conecten con los estudiantes.

› *Taller de trabajo en equipo: un equipo de UCI, comparte con los estudiantes una situación vivida con un paciente en la que, tras un error de comunicación por mala gestión de los roles, se produce un error médico y el paciente fallece. Con la voz encogida les dicen a los alumnos "sed humildes".*

2. Cine y Medicina

"Cinemeducation" es un término que involucra el uso de fragmentos de películas y videos para educar a estudiantes de medicina y residentes sobre aspectos psicosociales de la medicina. Se considera un enfoque médico narrativo único y agradable que tiene el potencial de mejorar actitudes y comportamientos de aprendizaje, especialmente en habilidades como profesionalismo, comunicación y ética. En la filmografía actual hay muchas películas que reflejan elementos de la identidad médica que pueden ser utilizadas como herramientas para la docencia de estos aspectos de la medicina. Estas películas destacan por mostrar al médico como un protagonista esencial, por acercar el acto médico al alumno y poner en primer plano algunos de los elementos de la identidad médica[60]. Es recomendable identificar los fragmentos adecuados

---

60 Darbyshire D, Baker P. A systematic review and thematic analysis of cinema in medical education. Med Humanit. Jun;38(1):28-33; 2012.

que permiten reflejar elementos sobre los que se quiere reflexionar de una forma realista y adaptada.

3. **Arte y humanidades**

El arte y la medicina mantienen una relación milenaria en la que han colaborado para alcanzar sus fines mutuos. El arte se nutre de la figura humana, la enfermedad y la muerte para construir formas renovadas de belleza. La medicina puede enriquecerse al integrar el arte y las humanidades, promoviendo el profesionalismo, habilidades de escucha, sensibilidad cultural y ética, empatía y un compromiso con el ser humano. Estas disciplinas ofrecen una perspectiva holística de la experiencia humana, y ayudan a los estudiantes a comprender los determinantes sociales y emocionales de la salud a lo largo de la historia. Además, fomentan la reflexión sobre los valores personales y otras perspectivas.

Para abordar el trabajo en equipo: interpretación en equipo de los misterios de una pintura que busca romper barreras de comunicación y fomentar trabajo en equipo, o potenciar la curiosidad y modelar la capacidad de análisis.

Para reflexionar sobre la compasión: la obra, Emmie and her Child, 1889, de Mary Cassatt, funciona para trabajar empatía y compasión, ya que despierta emociones personales que conectan con el sentimiento más puro de amor materno-filial, que puede ser el punto de partida para entender la propia capacidad compasiva.

4. ***Role play* y simulación**

El *role play* es una metodología muy establecida en la educación médica que proporciona a los estudiantes la oportunidad de practicar, reflexionar y desarrollar habilidades importantes en un entorno de aprendizaje previsible y seguro.

En el ámbito de la enseñanza de los valores profesionales, los estudiantes se enfrentan a situaciones que representan desafíos para su razonamiento, habilidades y conducta profesional, y reciben retroalimentación para apoyar su desarrollo continuo. Los resultados de aprendizaje obtenidos al "vivir" un dilema profesional están estrechamente relacionados, si no son idénticos, con las habilidades necesarias para manejar con éxito situaciones similares en la práctica. Es muy interesante la oportunidad de aprendizaje a partir del error que ofrecen estos escenarios simulados; el estudiante se siente con libertad para actuar como cree adecuado, sin ser juzgado, y esto proporciona un entorno seguro e idóneo para aprender a partir del *feedback* constructivo y personalizado.

El diseño cuidadoso de los escenarios, teniendo en cuenta los objetivos de aprendizaje, es esencial. Contar con actores que representen papeles estandarizados de pacientes, debidamente entrenados para simular enfermedades y situaciones emocionales de manera adecuada, es crucial para que los alumnos aprendan mediante la experiencia práctica. La posibilidad de representar asimismo papeles de enfermeras en los diferentes escenarios es un vehículo muy útil para destacar la importancia del trabajo interprofesional. Además, la discusión posterior dirigida por el profesor constituye una pieza clave para fomentar la reflexión.

Taller de comunicación: diseño de escenarios para que el alumno tenga que enfrentarse a dar una mala noticia, o comunicar un error médico.

5. Debates

El debate, una actividad de gran utilidad para comprender más en profundidad un tema, se lleva a cabo entre dos grupos: el grupo "a favor" y el grupo "en contra". Su propósito es explorar las razones detrás de cada postura. Para que estos argumentos sean persuasivos, los oradores deben comunicarse con habilidad. El debate fomenta la confianza en uno mismo y la motivación para expresar opiniones y rebatir argumentos. Además, es una herramienta valiosa para mejorar las habilidades de pensamiento crítico, reflexión y comunicación. Esta metodología puede ser particularmente útil para profesionales sanitarios inmersos en discusiones y toma de decisiones complejas en la práctica clínica.

Taller de competencia profesional: dos grupos de estudiantes defienden dos posturas opuestas respecto a la implicación y relación de los médicos con las compañías farmacéuticas. Además de trabajar las competencias profesionales de razonamiento clínico y comunicación de cada equipo, provoca asimismo un escenario ideal para la reflexión conjunta de toda el aula acerca de aspectos relacionados con la integridad.

6. La narrativa

La medicina narrativa es un enfoque dentro de la educación médica que reconoce y valora la importancia de las historias en la atención médica. Se centra en la idea de que el ejercicio de narrar por escrito lo vivido, tanto del paciente como del médico, ayuda a comprender más plenamente la experiencia de la enfermedad y el proceso de acompañamiento y curación. En una era donde la evidencia toma un papel central y el conocimiento médico se desplaza de la intimidad del consultorio hacia la interpretación de datos, el enfoque integral ofrecido por el estudio de la narrativa enriquece nuestra comprensión de la naturaleza humana del ser médico[61].

---

61   Charon, R. Narrative Medicine: Honoring the Stories of Illness. Oxford University Press, New York, 2006.

La medicina narrativa puede ser un método muy eficaz para la conformación de la identidad profesional, ya que:

> Fomenta una escucha atenta de las historias de los pacientes, no solo para discernir síntomas y diagnósticos, sino también para comprender a fondo el impacto emocional, social y cultural de la enfermedad en la vida del paciente.

> Estimula a estudiantes y futuros médicos a compartir sus propias historias y reflexiones personales, promoviendo un análisis profundo y personal de las emociones, ideas y actuaciones, y de su potencial influencia en las interacciones clínicas.

Las posibilidades de la medicina narrativa son muy amplias y no es objeto de este texto hacer un análisis profundo. Identificar obras literarias o fragmentos que se alineen con los objetivos de aprendizaje del taller y capacitar a los estudiantes en los fundamentos del análisis literario para aprovechar al máximo el aprendizaje durante estas sesiones, es una de las claves para aprovechar el potencial docente de las narraciones.

OBSERVACIÓN EN LA PRÁCTICA CLÍNICA

Objetivo

Que el alumno identifique, durante su experiencia en prácticas en el entorno clínico real, situaciones que le evoquen emociones e ideas en torno a la cualidad trabajada. Desde el punto de vista pedagógico sería recomendable haber tenido previamente un taller o práctica en la que se hubieran tratado de manera concreta aspectos humanos relevantes de la buena práctica médica, y que hubieran sensibilizado y conmovido al alumno, de acuerdo con lo expuesto en la primera fase.

Aspectos generales

Es una actividad individual, que tiene lugar en el hospital o centro de salud, al hacer las rotaciones clínicas.

Algunas claves

› Fomentar un comportamiento proactivo del estudiante.
› Interesa que haya una relación temporal estrecha entre el taller y la práctica clínica.

Metodologías docentes

El *role modelling* desempeña un papel fundamental en la educación médica al influir en el desarrollo profesional y personal de los estudiantes. Los profesores y médicos actúan, de hecho, como modelos al proporcionar ejemplos concretos a través de su práctica real, que deberían ser la base para el aprendizaje de habilidades clínicas, comportamientos éticos y actitudes profesionales. El *role modelling* no solo tiene un impacto significativo en los estudiantes sino también en los propios docentes y médicos. Al adoptar comportamientos éticos, buenas habilidades clínicas y una actitud profesional ejemplar, los docentes refuerzan y consolidan sus propios estándares de práctica, reforzando su compromiso con la excelencia en la atención médica y les ofrece la oportunidad de reflexionar sobre su propia práctica clínica. Además, los docentes pueden experimentar una mayor satisfacción profesional al ver el impacto positivo que tienen en sus estudiantes y en la formación de la próxima generación de médicos[62].

Esta relación docente se activa durante las pasantías o rotaciones clínicas, en las que el alumno interacciona con los profesionales de la salud en la vida real. De manera implícita actúan como modelo y catalizadores de identidad profesional. Es interesante hacer notar que estos modelos pueden ser positivos o negativos, impactando de una manera u otra en el desarrollo profesional, humano y en el aprendizaje del estudiante. Una experiencia positiva representa un marco idóneo para inspirar y fomentar el aprendizaje de ser buen médico. Una experiencia negativa, además de afectar negativamente a la atención de los pacientes, puede influir en la actitud y en el comportamiento de los estudiantes, especialmente en entornos informales, al ob-

---

62   Koh EYH, Koh KK, Renganathan Y, Krishna L. Role modelling in professional identity formation: a systematic scoping review. BMC Med Educ. Mar 29;23(1):194; 2023.

servar inconscientemente o con poco sentido crítico comportamientos que no son acordes con la buena práctica médica y que horadan en alguna manera el lado más humano de la práctica clínica. Por eso, es clave que el alumno tenga una actitud activa y quiera identificar modelos en positivo, o modelos menos humanos para, posteriormente, valorar críticamente y reflexionar de manera profunda, e ir así construyendo una identidad médica genuinamente humana.

REFLEXIÓN ESCRITA

Objetivo

El alumno, tras identificar una situación real durante su experiencia práctica y en relación con la cualidad estudiada, reflexiona de manera profunda sobre lo que ha visto y vivido.

Aspectos generales

Esta fase tiene lugar a través de la reflexión escrita individual.

Algunas claves

› Proporcionar un marco orientativo de reflexión: pautas básicas que guíen la redacción.

› Insistir en que el alumno sepa expresar las emociones personales que ha sentido al experimentar el escenario real, el contraste o refuerzo de sus ideas previas, sus preguntas ante conflictos o perplejidades suscitadas.

Metodología docente

El *portafolio reflexivo* es una herramienta que pretende fomentar un proceso de autoevaluación crítica y promover el crecimiento personal y profesional mediante la reflexión activa sobre el propio trabajo y experiencia. La práctica reflexiva forma parte integral de la metodología de la medicina narrativa y tiene como objetivo principal que el alumno reconozca, asimile, interprete y se conmueva con las historias de los pacientes y las actitudes de los agentes sanitarios. El propósito es fomentar en el estudiante un análisis profundo del tema, contrastando lo aprendido con sus propias experiencias y convicciones previas. Es importante formar a los alumnos en la forma de reflexionar; muchos creen que es simplemente profundizar conceptualmente en el tema observado, pero hay que insistir en que lo importante es conectar con sus propias emociones (miedo, pena, rabia, admiración...) y puntos de vista. Han de tomar conciencia de qué sentimientos e impresiones ha evocado el escenario real que han vivido y, a partir de ahí, explorar íntimamente las razones, tratar de conectarlo con sus ideas previas, e ir formando convicciones para su futuro profesional que van modelando su identidad médica más humana, a través de un proceso de conocimiento y crecimiento personal.

Otra perspectiva interesante sobre la práctica reflexiva por escrito es su potencial como herramienta de evaluación sumativa. Si bien su impacto pedagógico en el proceso de aprendizaje del alumno es evidente, también se reconoce su valor en la evaluación definitiva de la adquisición, desarrollo o evolución de los estudiantes en cuanto a los aspectos del profesionalismo médico[63]. Evaluar el aprendizaje de nuestros alumnos en temas de profesionalismo ha sido y sigue siendo un desafío. El portafo-

---

63 Soto-Faúndes C, Pérez-Villalobos C. Profesionalismo y medicina narrativa [Professionalism and narrative medicine]. Rev Med Chil. Sep;150(9):1234-1238; 2022.

lio emerge como una herramienta interesante para identificar el grado de competencia alcanzada por cada estudiante.

Desde el punto de vista metodológico, el portafolio puede tener un formato libre, en el que el estudiante tiene libertad para expresar sus ideas de una forma más creativa y personal, o un formato semi-guiado, en el que hay cierta estructura o directrices para la generación del contenido, pero aún permite cierta flexibilidad y personalización por parte del autor. Esta forma semi-guiada puede ser de interés si además se utiliza como evaluación sumativa, ya que facilita la corrección del mismo.

Recogemos algunos ejemplos de fragmentos reales de alumnos en sus escritos reflexivos:

«El momento en que la paciente se echó a llorar en consulta me resultó desolador; probablemente, de los testimonios más descorazonadores que haya escuchado en la pasantía. Sin embargo, me resultó esperanzador pensar cómo, gracias a una relación de confianza mutua, se puede haber conseguido tanto. Y, para conseguir esta relación, es vital, en mi opinión, ahondar en el paciente y ver qué le ocurre más allá de la enfermedad; ver qué es lo que siente el paciente y comprender qué es lo que él nos hace sentir a nosotros».

«Se me saltaron las lágrimas, pero me hice fuerte para no mostrar mi preocupación, al menos, no tan explícitamente. Algo que me sorprendió mucho fue la fuerza del médico con quién estaba rotando. Fue perfectamente capaz de explicar el diagnóstico, sin trabas, y comprendiendo al paciente en cada pregunta que hacía. Y yo me dije por dentro: "quiero ser así cuando sea médico", capaz de ponerme en la piel del paciente y dispuesta a ayudar en todo lo posible».

«Cuando el paciente te hace partícipe de sus emociones y se muestra tan vulnerable cae sobre ti la responsabilidad de ser la que ofrece consuelo, la que se mantiene entera y la que, a ojos del paciente, tiene la solución a sus problemas. Al ver de cerca tanto sufrimiento, tanto miedo, me bloqueé. Pensé que tenía suerte de no ser yo la encargada de consolarle y explicar al paciente que su pronóstico era malo, porque no hubiera sabido hacerlo, por lo menos ahora».

«Desde el principio sentí cómo el médico conectó con el enfermo. Seguí a la doctora para acercarme a la cama de Emilio, cogerle de la mano y hablarle al igual que ella. Me recordó a mi abuelo y eso me produjo ternura, pero también un poco de tristeza. Emilio me apretó la mano con fuerza varias veces y me miró a los ojos en alguna ocasión. Sentía que, aunque no podía articular palabra esa era su forma de comunicarse conmigo. Yo también conecté con él. Pude sentir su desesperación cuando entramos y su alegría al reír cuando salimos».

ENCUENTRO CON EL MENTOR Y APRENDIZAJE PERSONAL

Objetivo

El objetivo de esta fase es cerrar el aprendizaje, tras la vivencia y reflexión personal, a través del diálogo constructivo con un mentor.

Aspectos generales

Entrevista personal con el mentor que se apoya en la reflexión escrita.

Algunas claves

› Conversación abierta, no juzgar.
› Crear un ambiente distendido.
› Dar protagonismo al alumno.
› Asegurar cerrar los mensajes.

Metodologías docentes

El *mentoring* es un proceso en el cual una persona más experimentada y con conocimientos (el mentor) comparte su experiencia, conocimientos y habilidades con el estudiante y lo guía en su crecimiento profesional o personal. El papel del mentor es crucial en el proceso de aprendizaje del estudiante, ya que contribuye significativamente integrar lo general y lo particular, lo aprendido y lo vivido, y todo ello en la personalidad propia del estudiante. Por eso ayuda tanto a la construcción de la identidad médica. Estos encuentros no solo fomentan diálogos profundos en los que se concretan ideas acerca de lo vivido y experimentado por el alumno, sino que además pueden resultar un apoyo emocional y personal al estudiante a lo largo del tiempo. Es importante destacar que los mentores también se benefician de esta interacción bidireccional, experimentan una mayor productividad, satisfacción profesional y gratificación personal[64].

De manera más concreta, en un primer momento se hace una lectura conjunta del portafolio; después el mentor le comenta su parecer, resaltando positivamente los mensajes en relación con la práctica médica humana y centrada en el paciente, de acuerdo con la cualidad trabajada. Es importante no juzgar de entrada, preservar el protagonismo de alumno y dejar que comente por qué eligió esa situación, cómo se sintió y qué incertidumbre o refuerzo le ha generado. La idea es que surja una conversación interesante, cómoda y en la que el mentor pueda compartir también vivencias similares y reforzar ideas claves del buen hacer médico. Este encuentro, al final del itinerario descrito, pretende cerrar el proceso de aprendizaje, tratando, no solo de concretar un mensaje práctico, sino de recorrer el camino desde lo general de la práctica clínica a lo personal.

La identidad médica, la conjugación del yo personal y del yo profesional, se va configurando con la práctica médica y con las

---

64   Burgess A, van Diggele C, Mellis C. Mentorship in the health professions: a review. Clin Teach. Jun;15(3):197-202; 2018.

decisiones personales a lo largo del tiempo. La relación con otros en este proceso no es accidental, sino el camino por el que discurre. La medicina se aprende y se enseña. La identidad médica se adquiere y se acompaña. Las facultades de medicina pueden ser la fragua de los cimientos que sostendrán el edificio de una identidad en la que se armoniza el ejercicio de la más noble profesión con lo más personal y humano de quien la lleva a cabo. Los docentes en medicina tenemos el privilegio y la responsabilidad de enseñar medicina y de enseñar a ser médicos, y así acompañar a muchos a crecer como personas.

EPÍLOGO

Un estilo de vida que merece la pena

¿Qué es ser médico y cómo llegar a serlo? Ser médico es aprender a mirar de cara la fragilidad que causa la enfermedad y hacerla de alguna manera propia. Es ser premiado con la confianza y comprometerse con ella. Adentrarse en otros que te abren la puerta por ser lo que eres, sin preguntar primero. Ser médico es una forma de relacionarse con las personas que va dejando poso. Es saber mirar y hacerse cargo más allá de lo evidente, con luces cortas y largas. Bucear en el saber científico y escudriñar lo humano, acariciar el alma a través del cuerpo. Ser capaz de dirigir una orquesta sinfónica de datos objetivos y circunstancias subjetivas pero reales, conjugar lo general con lo concreto, lo prosaico con lo trascendente, en el escenario abarrotado de una sala de urgencias, en la mesa de quirófano o en la soledad de una consulta de ambulatorio. Ser médico es heredar vidas enteras dedicadas al servicio de otros, ser depositarios de un saber conquistado a lo largo de la historia. Es observar a otros para aprender de ellos y ser parte de muchos unidos por un mismo propósito.

Se llega a serlo siendo uno mismo, virtiendo la propia personalidad en el quehacer clínico cotidiano, que toma así el sabor del condimento personal. Porque no se puede ser médico despojado de sí mismo. Crecemos o nos rompemos según la calidad de la fusión entre profesional y persona. Un compuesto que tiene que ser firme y flexible para ser apoyo de muchos. Lo que nos hace mejores como personas es lo que necesitamos para cumplir nuestra misión como médicos, y cuidar bien a los enfermos nos va haciendo mejores, una sinergia posible de crecimiento. Pero es una tarea. Una doble tarea que, en gran parte, depende de nosotros: hacer medicina siendo médicos, hacernos a nosotros mismos y ser quienes somos. Así es cómo el ser bueno se dice por igual del médico y de la persona. Y esto cada día, en cada encuentro con el paciente y en cada encuentro con nosotros mismos. Damos lo que somos y nos vamos haciendo al darnos. Con idas y venidas, con altibajos, con ideales grandes y realidades tozudas, pero forjando una identidad en la que se integra de manera armónica lo que somos y lo que hacemos.

El camino no hay que descubrirlo, porque se ha trazado con la práctica de muchos en una tradición de siglos. En lo que nadie nos puede sustituir es en la manera de andarlo, que siempre es personal. De nuevo, es un juego entre lo recibido y lo que nosotros damos. Queremos saber para poder curar (competencia), pero ese saber se alimenta con el mismo esfuerzo, constancia y diligencia que nos piden otras facetas de la vida. Dejarse tocar por el sufrimiento ajeno (compasión) requiere saber dar sentido al sufrimiento propio. Quien quiere darse más allá de lo acordado (compromiso) necesita primero poseerse y ser fiel a uno mismo. Ser, en fin, quien eres y en cualquier momento (integridad). Así es posible decir algo de uno mismo que sea coherente y encuentre el eco de lo que nos dicen otros (comunicación). Ser uno mismo y ser con otros, que solo con el roce se pulen las aristas y va tomando forma lo que somos (trabajo en equipo y liderazgo). Recorremos el camino de ser médicos con nuestros propios pasos, nos hacemos caminantes, es decir, nosotros mismos.

Ser médico, como ser uno mismo, es una tarea inconclusa, un estilo de vida que merece la pena.

Juan A. Díaz González

Agradecimientos

En una conversación con la Rectora de la Universidad de Navarra, la profesora María Iraburu, hablábamos del interés porque en la docencia universitaria supiéramos transmitir una visión integradora de los aspectos profesionales con los más genuinos del ser humano. Concatenación en simultáneo de rigor científico, excelencia académica, formación humanística y personas plenas. Me animó a ponerme en contacto con la profesora Ana Marta González, que lideraba una ambiciosa línea de investigación interdisciplinar sobre "Trabajo, cuidado y desarrollo". La invitación de la profesora González a participar en el proyecto de "Vocaciones profesionales y organización del trabajo" ha sido el detonante final para escribir este libro y el contexto que lo acoge.

En este libro se desarrolla la idea que dio lugar a la experiencia docente del programa de Identidad Médica de la Facultad de Medicina de la Universidad de Navarra. Por eso, quisiera al menos nombrar a quienes lo han hecho realidad a lo largo de estos años. Son clínicos convencidos de lo que hacen y saben transmitirlo con autenticidad. La doctora Leire Arbea ha dado fuerza a esta iniciativa con su pasión por la medicina y por la docencia, ha sabido transmitir entusiasmo incansable y una visión creativa e innovadora. Quiero mencionar a la doctora Loreto García del Barrio, que ha participado en ese programa desde sus primeros momentos. Agradezco su dedicación y protagonismo en esta tarea a los doctores Carlos Centeno, Marina Martínez, Javier Salvador, Gabriel Gastaminza, José Luis del Pozo, Icíar Avilés, Jose Luis Pereira y Jesús Pueyo. También a la enfermera Carmen Molina y a los doctores Borja Montero, Lucía Cenicero, Javier Schlatter, Antonio Martín Bastida, Javier Serrano, Nieves López Laguna, Aitor Hernández, Guillermo Miguel, Juan Bertó y José Manuel Álvarez Avello. Hemos tenido la suerte de contar con pacientes que han querido compartir con los estudiantes su vivencia de la enfermedad: tengo una deuda de especial gratitud con Luis Arbea, que demuestra cómo se puede estar lleno de vida y transmitirla con una sonrisa y gran elocuencia desde una silla de ruedas. En fin, hay más personas que nos ayudan a que los estudiantes toquen, aunque sea tímidamente, el corazón de la medicina.

El libro habla de qué es ser médico y cómo llegar a serlo. También de cómo enseñarlo. Y eso lo he visto encarnado en muchos colegas. Pero quisiera mencionar con agradecimiento al doctor Felipe Calvo. Ha sido para mí jefe, mentor y amigo. Es un caballero de la medicina y ha procurado reflejar y transmitir el espíritu de Osler. Otra figura entrañable que me ha influido mucho es el doctor Manuel de Santiago. Cuando asistía a sus clases de endocrinología en la facultad de medicina de la Universidad Autónoma de Madrid, no sospechaba entonces que iba a compartir conmigo su visión magnánima y profundamente humana de la medicina, su nobleza de espíritu al servicio del enfermo. Es un maestro de la bioética española, ha creado escuela y nos ha transmitido el legado de Edmund Pellegrino, enriquecido por su profunda sabiduría... y su gracia gaditana.

No es fácil escribir y conseguir transmitir algo significativo. Algo que sirva al que lo lee. Durante la redacción del manuscrito, me preguntaba si esas consideraciones, que a mí me interesaban, serían de interés para otros. Y por eso he preguntado y me han respondido y, gracias a ese diálogo, el libro ha ido cambiando, madurando. En estas idas y venidas me han ayudado mucho el doctor José Manuel Álvarez Avello, el profesor José María Torralba, el profesor Jaime Nubiola y el doctor Raúl Nieto. Agradezco de un modo particular el compromiso y el empuje de la doctora Luisa González, Presidenta de la Fundación del Ilustre Colegio Oficial de Médicos de Madrid, que me ha transmitido su entusiasmo contagioso por los valores más profundos de nuestra profesión. Por eso ha sido un verdadero honor y privilegio que la Fundación que preside haya querido amadrinar este texto.